鼻颅底外科
内镜解剖与手术图谱

主　编　余洪猛　孙希才　刘　全
副主编　顾　晔　薛　凯　张焕康

本书承以下项目资助：

1. 《复发性鼻咽癌治疗新方案的多中心临床研究》，上海市 2023 年度科技创新行动计划医学创新研究专项项目，编号：23Y31900500
2. 《复发性鼻咽癌多学科协作诊疗能力建设》，国家临床重点专科建设项目，编号：Z155080000004
3. 《内镜下鼻颅底肿瘤外科治疗技术创新单元》，中国医学科学院，编号：2018RU003

科学出版社
北　京

内容简介

近年来鼻颅底外科快速发展。本书涵盖了鼻腔和颅底的解剖学和手术技巧，以及前、中、后颅底的内镜手术方法，是鼻颅底外科手术的指导性用书。全书介绍了鼻颅底解剖基础和鼻颅底手术方法，包括鼻腔鼻窦，前颅底，鼻眼相关解剖，鞍区、海绵窦和鞍上区，鼻咽和斜坡，翼腭窝和颞下窝，经口内镜颅底解剖，颅底重建技术等重要章节。详细介绍了与鼻颅底外科相关的基本概念、内镜解剖学、手术器械、手术技巧等方面内容。书中以手术解剖结构的显露和手术解剖标志的定位为主旨，清晰描述了鼻颅底手术入路。本书以手术实际观察为视角，指导读者进一步加深对该区域临床解剖病理的认识，顺利完成相关手术，是目前国内外原创性鼻颅底解剖图谱著作之一。

本书是用于治疗颅底肿瘤和病变的内镜技术的综合指南，可供耳鼻喉科、神经外科、口腔颌面外科、头颈外科、影像科、介入科等多个学科的医师及相关人员参考使用。

图书在版编目（CIP）数据

鼻颅底外科内镜解剖与手术图谱 / 余洪猛，孙希才，刘全主编. —北京：科学出版社，2024.6
ISBN 978-7-03-078595-4

Ⅰ.①鼻… Ⅱ.①余… ②孙… ③刘… Ⅲ.①内窥镜－应用－鼻骨－人体解剖－图谱②内窥镜－应用－颅底－人体解剖－图谱③内窥镜－应用－鼻骨－外科手术－图谱④内窥镜－应用－颅底－外科手术－图谱 Ⅳ.①R322.3-64②R323.1-64③R651.1-64

中国国家版本馆CIP数据核字（2024）第106187号

责任编辑：王灵芳 / 责任校对：张 娟
责任印制：霍 兵 / 封面设计：蓝正广告

科学出版社 出版
北京东黄城根北街 16 号
邮政编码：100717
http://www.sciencep.com
三河市春园印刷有限公司印刷
科学出版社发行　各地新华书店经销

*

2024 年 6 月第 一 版　开本：787×1092　1/16
2025 年 4 月第三次印刷　印张：7 3/4
字数：184 000
定价：98.00 元
（如有印装质量问题，我社负责调换）

编著者名单

主　编　余洪猛　孙希才　刘　全
副主编　顾　晔　薛　凯　张焕康
编著者（按姓氏笔画排序）

于华鹏　复旦大学附属眼耳鼻喉科医院
王　欢　复旦大学附属眼耳鼻喉科医院
王　勇　昆明市妇幼保健院
王　磊　山东大学齐鲁医院（青岛）
王玉振　威海市立第二医院
王晶晶　复旦大学附属眼耳鼻喉科医院
刘　全　复旦大学附属眼耳鼻喉科医院
孙希才　复旦大学附属眼耳鼻喉科医院
李　帅　江门市中心医院
李　晗　复旦大学附属眼耳鼻喉科医院
李　静　杭州市第一人民医院
李厚勇　复旦大学附属眼耳鼻喉科医院
余洪猛　复旦大学附属眼耳鼻喉科医院
宋小乐　复旦大学附属眼耳鼻喉科医院
张焕康　复旦大学附属眼耳鼻喉科医院
郑实兴　复旦大学附属眼耳鼻喉科医院
赵卫东　复旦大学附属眼耳鼻喉科医院
顾　晔　复旦大学附属眼耳鼻喉科医院
顾瑜蓉　复旦大学附属眼耳鼻喉科医院
徐慧敏　南通市第一人民医院
浦诗磊　上海市儿童医院
黄　昱　复旦大学附属华东医院
翁敬锦　广西壮族自治区人民医院
宿　江　新疆医科大学第一附属医院
彭　博　成都市第一人民医院
蒋晓文　华中科技大学协和深圳医院
曾　亮　南昌大学第一附属医院
赖海春　福建医科大学附属协和医院
薛　凯　复旦大学附属眼耳鼻喉科医院

主编简介

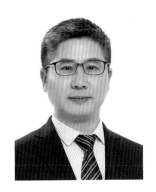

余洪猛 教授，主任医师，博士研究生导师。复旦大学附属眼耳鼻喉科医院副院长，中国医学科学院内镜下鼻颅底肿瘤外科治疗技术创新单元主任，中华医学会耳鼻咽喉头颈外科分会鼻科学组副组长，中国医师协会耳鼻咽喉科医师分会常委兼鼻科学组副组长，中国中西医结合学会耳鼻咽喉科专业委员会秘书长，中国解剖学会第十六届理事会耳鼻咽喉头颈外科解剖学分会副主任委员，上海市中西医结合学会耳鼻咽喉科专业委员会主任委员，中国人体健康科技促进会鼻咽癌专业委员会主任委员，中国医疗保健国际交流促进会过敏医学分会副主任委员，中国医疗保健国际交流促进会鼻咽癌防治分会常务委员。建立复发性鼻咽癌外科治疗创新体系，牵头制定首个《鼻咽癌外科治疗专家共识》，在国际上提出鼻咽癌的内镜手术新分型，率先采用颈内动脉栓塞、覆膜支架置入和 DSA 术中护航技术，创新使用颞肌瓣、颏下瓣鼻咽颅底修复等新技术，挽救了大量晚期复发性鼻咽癌患者的生命。率先成立了产学研医结合的医工交叉团队，从事鼻颅底疾病数字化诊疗与智能手术机器人研发，开发了基于多中心鼻咽内镜数据的鼻咽癌人工智能辅助筛查算法。主持包括中国医学科学院创新单元、国家自然科学基金面上项目、上海市青年科技启明星人才计划、上海市重大创新临床项目等在内的多项重大、重点项目及课题。在国内外重要期刊发表论文 90 余篇，参编 *Medical Radiology*（Springer 出版社），主编出版专著 4 部：《内镜鼻咽癌手术分型解剖与手术图谱》《鼻咽癌手术 3D 内镜解剖图谱》《耳鼻咽喉科疾病处方》《鼻内镜检查与诊断图谱》；译著 2 部：《鼻窦及颅底内镜手术入路分步解剖操作指南》（*Endoscopic Approaches to the Paranasal Sinuses and Skull Base: A Step-by-Step Anatomic Dissection Guide*）、《额窦》（*The Frontal Sinus*）。并获得"全国民族团结进步模范个人"、"上海工匠"、"上海医务工匠"、"上海市教卫工作党委系统优秀共产党员"、"西藏自治区第七批优秀援藏干部人才"等荣誉称号。

主编简介

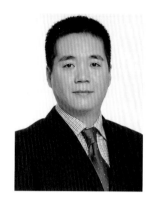

孙希才 主任医师，硕士研究生导师。复旦大学附属眼耳鼻喉科医院鼻科副主任、嗅神经母细胞瘤诊疗中心主任，西藏日喀则市人民医院副院长。主攻鼻科及鼻颅底外科。

2010年毕业于复旦大学附属眼耳鼻喉科医院，获博士学位。2018年6月至2019年6月在美国哈佛大学医学院接受全球临床学者科研培训（GCSRT）项目学习。2016年3月至2017年9月在美国匹兹堡大学医学中心作为颅底外科中心实验研究员，师从 Juan C. Fernandez-Miranda 教授学习颅底解剖及手术。提出一系列鼻颅底外科的创新性技术，提高了鼻颅底肿瘤患者的生存率，改善了患者生存质量，相关成果获得国内外同行的认可，在国内外具有一定的学术影响力。如在国际上首次提出上咽旁间隙的"内镜下翼突后入路"微创技术，相关成果发表于国际著名鼻科学期刊（*Int Forum Allergy Rhinol*，2019），该入路为上咽旁间隙的良性病变切除及恶性病变的活检提供了新的微创手术入路。经过一系列研究，建立了经鼻和(或)经口的咽旁间隙内镜微创手术体系，相关技术发表在国内、国际著名期刊（*Skull Base*，2018；*Eur Arch Otorhinolaryngol*，2020；中国耳鼻咽喉头颈外科杂志，2022；局部手术学杂志，2022）。建立中晚期复发性鼻咽癌的内镜手术体系，相关技术发表于国际著名期刊（*Int Forum Allergy Rhinol*，2022；*Front Oncol*，2021）。此外，主编出版两部鼻咽癌专著（《内镜鼻咽癌手术分型解剖与手术图谱》《鼻咽癌手术3D内镜解剖图谱》），相关技术在国内广泛推广。

兼任中华医学会耳鼻咽喉头颈外科分会中青年委员会委员，中华医学会耳鼻咽喉头颈外科分会鼻科学组秘书，中国医师协会耳鼻咽喉头颈外科医师分会颅底学组委员，中国医师协会内镜医师分会第一届耳鼻咽喉内镜专业委员会副秘书长，中国医师协会内镜医师分会第三届委员会副总干事，中国医疗保健国际交流促进会颅底外科分会青年委员，中国中西医结合学会耳鼻咽喉科专业委员会委员、鼻颅底肿瘤及嗅觉专病专家委员会副主任委员。

主编简介

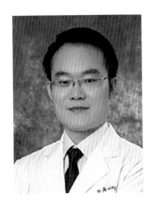

刘 全 副主任医师。复旦大学医学博士，复旦大学附属眼耳鼻喉科医院副主任医师，鼻颅底腺样囊性癌诊疗中心主任，荷兰阿姆斯特丹医学中心访问学者。致力于鼻及鼻颅底疾病的基础和临床研究，在内镜颅底外科方面具有丰富的经验，每年完成复杂颅底手术300余例，在国际上率先发表了复发性鼻咽癌的内镜手术分型（*Front Oncol*），有效提高了复发性鼻咽癌患者的生存率和生活质量。主持国家自然科学基金青年项目1项，参与国家卫生行业科研专项基金项目，国家自然科学基金面上项目和上海市重大创新临床项目等多项课题。以第一作者或通信作者发表论文40余篇。出版专著4部，其中副主编两部，分别为《鼻咽癌手术3D内镜解剖图谱》和《内镜鼻咽癌手术分型解剖与手术图谱》；参与翻译两部，分别为《鼻窦及颅底内镜手术入路分步解剖操作指南》和《经鼻内镜颅底肿瘤手术学：多学科合作》。现任中国中西医结合学会耳鼻咽喉科专业委员会委员兼秘书、中国中西医结合学会耳鼻咽喉科专业委员会鼻颅底及嗅觉专病专家委员会常务委员、中国人体健康科技促进会鼻咽癌专业委员会委员兼秘书、上海健康生活促进会耳鼻咽喉头颈疾病防治与健康促进专业委员会副主任委员、上海市中西医结合学会耳鼻咽喉科专业委员会委员兼秘书。

前　言

　　内镜技术的出现，使鼻科手术进入微创化、精细化、功能化的时代，并将手术领域从鼻腔鼻窦拓展到中线颅底、旁中线颅底等手术危险区域。临床外科技术以解剖为基础。为加快培养更多的鼻颅底外科人才，推进我国鼻颅底事业发展，复旦大学附属眼耳鼻喉科医院于2021 年 6 月 1 日正式建立鼻科访问学者培养制度，依托中国医学科学院内镜下鼻颅底肿瘤外科治疗技术创新单元招收并培养鼻颅底外科访问学者，秉承从理论到实践，从解剖到手术的理念，访问学者在我院进行为期一年的解剖和手术技能的系统培训，在带教老师指导下进行360 度全方位的鼻颅底解剖训练，每周进行 3D 解剖汇报，同时参与鼻颅底手术等临床工作。

　　在我院鼻科团队和鼻科访问学者的努力下，我们撰写了《鼻颅底外科内镜解剖与手术图谱》，通过尸体头部解剖介绍了鼻颅底解剖基础及鼻颅底手术方法。希望能为鼻颅底肿瘤的外科治疗提供临床指导意见；同时希望能起到抛砖引玉的作用，欢迎广大同仁提出自己的意见和建议，为实现鼻颅底的规范化治疗奠定基础。

　　本书涵盖了鼻颅底的重要解剖区域，包括鼻腔鼻窦、前颅底、鞍区、鼻咽和斜坡、岩斜区、颈静脉孔区、颅椎交界区、翼腭窝和颞下窝、颅底外侧区域等，同时还包括鼻颅底的修复技术，是一本临床指导性极强的原创性解剖图谱。

　　由于鼻颅底外科手术治疗正处于快速发展阶段，解剖认识与手术理念日新月异，我们的经验仍需进一步的积累和沉淀。在这种情况下编写本图谱，难免会出现疏漏或不当之处，对此，恳请各位同仁批评与指正，我们将及时更新和完善。

复旦大学附属眼耳鼻喉科医院
副院长，耳鼻咽喉科教授
2023 年 10 月

目 录

第一章　鼻腔鼻窦 ··· 1
　　第一节　鼻腔检查 　1
　　第二节　上颌窦开放 　4
　　第三节　筛窦开放 　6
　　第四节　蝶窦开放 　7

第二章　前颅底 ·· 10
　　第一节　Draf Ⅰ、Ⅱ、Ⅲ型额窦开放术 　10
　　第二节　前颅底切除术 　14

第三章　鼻眼相关解剖 ·· 20
　　第一节　鼻内镜下鼻腔泪囊造口术 　20
　　第二节　鼻内镜下视神经管减压术 　24
　　第三节　内镜下眶减压术 　32
　　第四节　鼻内镜眶内肿瘤手术 　35

第四章　鞍区、海绵窦和鞍上区 ························· 41
　　第一节　鞍区解剖 　41
　　第二节　海绵窦解剖 　45
　　第三节　鞍上区解剖 　49

第五章　翼腭窝和颞下窝 ·· 56
　　第一节　翼腭窝 　56
　　第二节　颞下窝 　58

第六章　鼻咽和斜坡 ··· 62
　　第一节　鼻咽部 　62
　　第二节　斜坡 　70

第七章　经口内镜颅底解剖 ·· **80**

　　第一节　茎突前间隙　　　　　　　　　　　　　　　　80

　　第二节　茎突后间隙　　　　　　　　　　　　　　　　85

　　第三节　岩斜区、颈静脉孔区　　　　　　　　　　　　91

第八章　颅底重建技术 ··· **99**

　　第一节　带蒂鼻中隔黏膜瓣　　　　　　　　　　　　　99

　　第二节　颞肌瓣　　　　　　　　　　　　　　　　　　106

　　第三节　颏下瓣　　　　　　　　　　　　　　　　　　109

第一章

鼻腔鼻窦

鼻窦是鼻腔周围颅骨内的含气空腔，分为上颌窦、筛窦、额窦和蝶窦。鼻腔鼻窦的解剖是鼻颅底手术的基础。本章将阐述上颌窦、筛窦和蝶窦的解剖和手术操作技巧。额窦开放与前颅底手术密切相关，故放在后续章节阐述。

第一节　鼻腔检查

鼻是呼吸道的起始部分，也是嗅觉器官，包括外鼻、鼻腔及鼻窦，由鼻骨、鼻软骨、鼻肌及被覆皮肤而成。

鼻腔被鼻中隔分为左右两腔，前有鼻孔与外界相通，后连通于鼻咽部。鼻腔前部为鼻前庭，内被覆以皮肤，生有鼻毛，起滤过作用，易发生疖肿。后部为固有鼻腔，衬以黏膜，可分为嗅部和呼吸部，有嗅觉及温暖湿润、净化吸入空气的作用。鼻窦位于鼻腔周围的颅骨内，为含气的空腔，与鼻腔相通，其黏膜与鼻腔黏膜相连。鼻腔发炎时，可蔓延至鼻窦，引起鼻窦炎。鼻窦参与湿润和加温吸入的空气，并对发音起共鸣作用。鼻内镜手术前可先对鼻腔进行检查，了解鼻腔鼻窦的解剖结构及病变范围（图 1-1-1 ～ 图 1-1-9 ）。

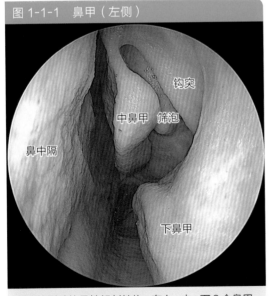

图 1-1-1　鼻甲（左侧）

鼻腔外侧壁的骨性解剖结构，有上、中、下 3 个鼻甲，3 个鼻甲下方分别称上、中、下鼻道

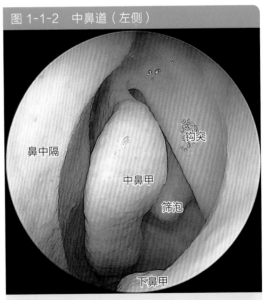

图 1-1-2　中鼻道（左侧）

中鼻道外侧壁上有上、下两个突起，其前下方呈弧形的嵴状突起称钩突，后方突起称筛泡

图 1-1-3 额隐窝（左侧）

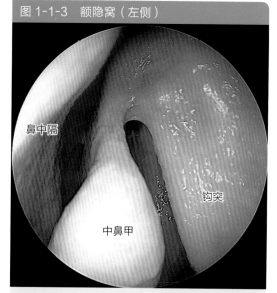

额隐窝位于中鼻道的最前方，是额窦引流通道（红色箭头）

图 1-1-4 鼻腔顶（左侧）

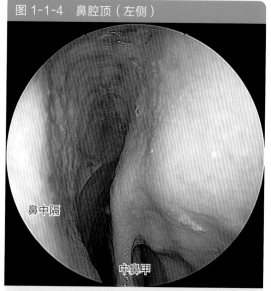

鼻腔顶部狭窄，主要由筛前动脉的分支（红色箭头）供血，是鼻出血的好发部位之一

图 1-1-5 嗅裂（左侧）

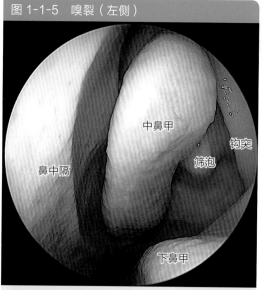

嗅裂呈裂隙状，其内侧是鼻中隔，外侧是中鼻甲，上界是筛骨水平板和上鼻甲，下界是中鼻甲的下缘，后界是蝶窦前缘

图 1-1-6 钩突血供（左侧）

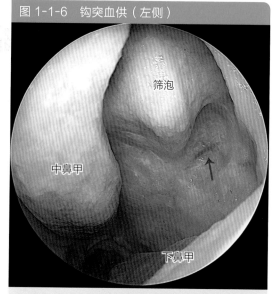

钩突的血供主要来自鼻后外侧动脉的分支（红色箭头）

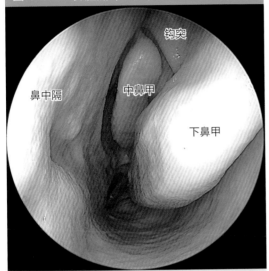

图 1-1-7　鼻腔底（左侧）

鼻中隔　中鼻甲　钩突　下鼻甲

鼻腔底较平滑，横向凹陷，从鼻前向后倾斜，大部分由上颌骨腭突构成，与后部的腭骨水平板相连接，形成腭上颌缝

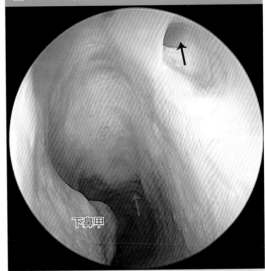

图 1-1-8　鼻泪管开口（左侧）

下鼻甲

鼻泪管开口（黑色箭头）位于下鼻道前端，眼泪可以通过鼻泪管流入鼻腔，然后流入咽喉。红色箭头：穿行于下鼻道后穹隆中的动脉

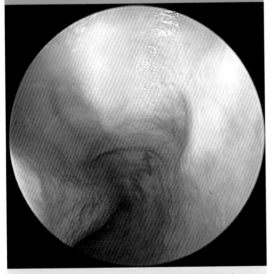

图 1-1-9　下鼻道后穹隆（左侧）

下鼻道后穹隆是鼻出血的好发区域（红色箭头）

第二节　上颌窦开放

切除钩突是上颌窦开放的前提。鼻内镜下钩突切除主要有两种方法。

方法一：用反咬钳钳叶从后向前插入钩突上颌窦面，向前钩住钩突体部，依钩突大小分次咬除钩突体部，再用不同角度的筛窦咬钳从钩突体的缺口向前上和后分别咬除钩突头及尾部，或用吸切器头分离钩突残部。

方法二：用剥离子或镰状刀，在钩突前下方紧贴鼻腔外侧壁骨刺入，剥离子有"落空感"，贯穿整个钩突进入半月裂或筛漏斗中，然后向下至下鼻甲，随后紧贴下鼻甲的上表面向后切断钩突尾部，在原切口由前向上延长切口至中鼻甲腋部水平。将钩突向内侧分离后，用咬切钳咬断钩突上下头并取出。

切除钩突后，半月裂、筛漏斗、筛泡前壁均显露于视野内。

如果患者中鼻道息肉多或水肿严重，方法一不易探查到钩突内侧，则建议使用方法二。使用方法二切除钩突时，注意刀尖应与眶内壁平行，以免损伤纸样板。现以方法二为例，演示钩突切除（图 1-2-1 ~ 图 1-2-5）。

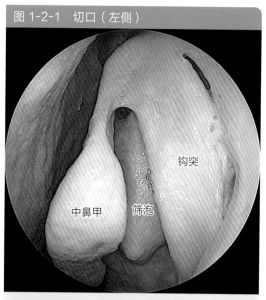

图 1-2-1　切口（左侧）

用剥离子或镰状刀在钩突前下方做切口

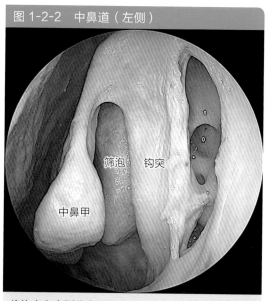

图 1-2-2　中鼻道（左侧）

将钩突向内侧分离

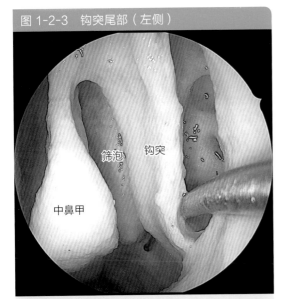

图 1-2-3　钩突尾部（左侧）

筛泡　钩突

中鼻甲

充分游离钩突尾端

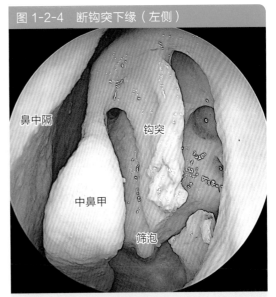

图 1-2-4　断钩突下缘（左侧）

鼻中隔　钩突

中鼻甲

筛泡

用咬切钳咬断钩突上下头

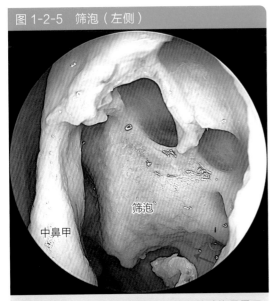

图 1-2-5　筛泡（左侧）

筛泡

中鼻甲

切除钩突后，半月裂、筛漏斗、筛泡前壁均显露于视野内，使用角度镜可见上颌窦开口。红色箭头：上颌窦引流通道

第三节 筛窦开放

前组筛窦开放：根据"靠内、靠下"的原则逐步开放筛窦气房。用直筛窦咬钳咬开筛泡前壁，进入筛窦气房。根据病变情况，逐一开放、清理前组筛窦气房。术中应注意辨认重要的解剖标志，勿损伤筛骨纸样板。纸样板为一垂直骨板，有筛窦气房的菲薄骨隔附着。清理筛窦顶壁时，注意不要损伤筛前动脉。筛前动脉横行在筛顶骨质形成的骨管中，筛前动脉和额窦之间通常有一凹陷的隐窝，了解这一特点，有助于定位额窦、筛顶和筛前动脉。完成前组筛窦切除术后，通常可以在内镜下辨认中鼻甲基板的位置。中鼻甲基板并不是光滑的骨板，后组筛窦气房可以使中鼻甲基板向前膨隆，前组筛窦气房也可以使中鼻甲基板向后凹陷。

后组筛窦开放：根据"靠内、靠下"的原则咬开中鼻甲基板，开放和清理后组筛窦。咬开中鼻甲基板后，应仔细辨认上鼻甲，再逐步开放后组筛窦。根据病变情况决定切除后组筛窦气房的范围。此时应当注意，气化良好的后组筛窦气房的外侧壁与视神经关系密切。清理 Onodi 气房时，慎勿损伤视神经、颈内动脉等重要结构（图 1-3-1～图 1-3-6）。

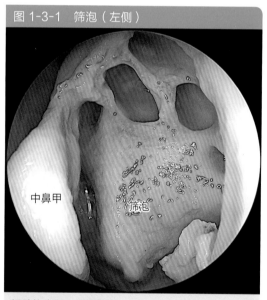

图 1-3-1 筛泡（左侧）

中鼻甲　筛泡

切除钩突后，显露筛泡

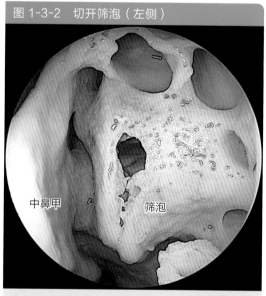

图 1-3-2 切开筛泡（左侧）

中鼻甲　筛泡

靠内靠下切开筛泡，并充分去除筛泡黏膜和骨质

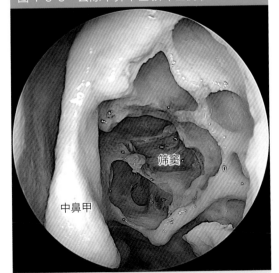

图 1-3-3　去除中鼻甲基板（左侧）

筛窦

中鼻甲

向后去除中鼻甲基板，显露后组筛窦

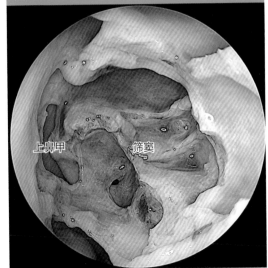

图 1-3-4　辨认上鼻甲（左侧）

上鼻甲　　筛窦

去除中鼻甲基板后，应注意辨认上鼻甲

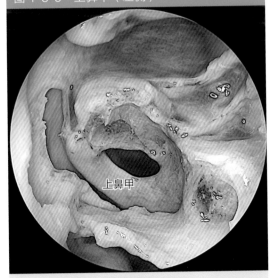

图 1-3-5　上鼻甲（左侧）

上鼻甲

充分显露上鼻甲，为开放蝶窦做准备

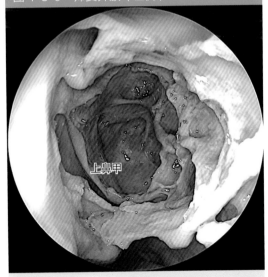

图 1-3-6　筛窦开放（左侧）

上鼻甲

开放前后组筛窦，同时注意保护周围黏膜

第四节　蝶窦开放

鼻内镜下开放蝶窦主要有下述两种方法。

方法一：经筛窦径路蝶窦开放术。经筛窦径路在内镜下完成前组和后组筛窦切除之后，可以到达蝶窦前壁。打开蝶窦前壁时，应尽可能靠内、靠下。找到蝶窦腔后，再向上、向外扩大蝶窦前壁。若蝶窦前壁不易辨认，建议经后组筛窦辨认上鼻甲，咬切钳咬除上鼻甲后下部,可见蝶窦开口位于上鼻甲(或最上鼻甲)与鼻中隔之间的蝶筛隐窝内。

方法二:经鼻腔径路蝶窦开放术。将中鼻甲骨折外移,辨认上鼻甲。蝶窦开口位于上鼻甲(或最上鼻甲)与鼻中隔之间的蝶筛隐窝内,于后鼻孔上缘1~1.5cm处。探入蝶窦后,可用不同大小的蝶窦咬骨钳向内、向下咬除蝶窦前壁。

经鼻腔径路蝶窦开放术如图1-4-1~图1-4-6所示。

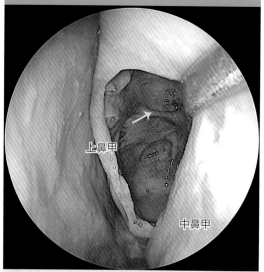

图 1-4-1　上鼻甲(左侧)

将中鼻甲外移,辨认上鼻甲。黄色箭头:筛中动脉。红色箭头:筛后动脉

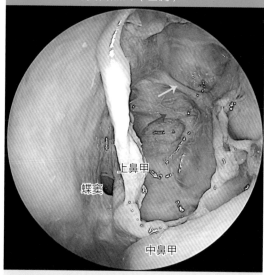

图 1-4-2　蝶窦自然口(左侧)

将上鼻甲外移,可见蝶窦自然口位于上鼻甲和鼻中隔之间的蝶筛隐窝内。黄色箭头:筛中动脉。红色箭头:筛后动脉

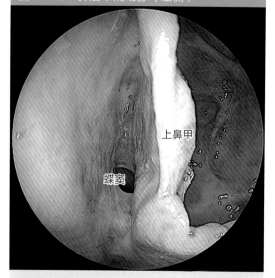

图 1-4-3　鼻后中隔动脉(左侧)

蝶腭动脉经蝶腭孔进入鼻腔,分为内侧支(鼻后中隔动脉)和外侧支(鼻后外侧动脉)

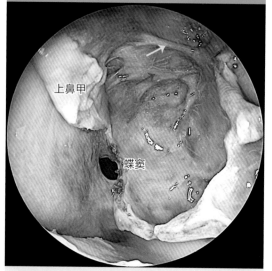

图 1-4-4　显露蝶窦自然口(左侧)

咬除上鼻甲下端,充分显露蝶窦自然开口。黄色箭头:筛中动脉。红色箭头:筛后动脉

图 1-4-5 开放蝶窦（左侧）

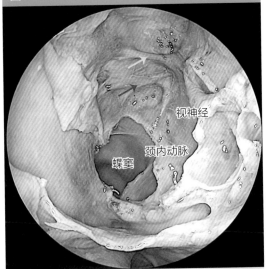

视神经

颈内动脉

蝶窦

去除蝶窦前壁骨质，充分开放蝶窦。黄色箭头：筛中动脉。红色箭头：筛后动脉。绿色箭头：视神经颈内动脉隐窝（OCR）

图 1-4-6 蝶窦（左侧）

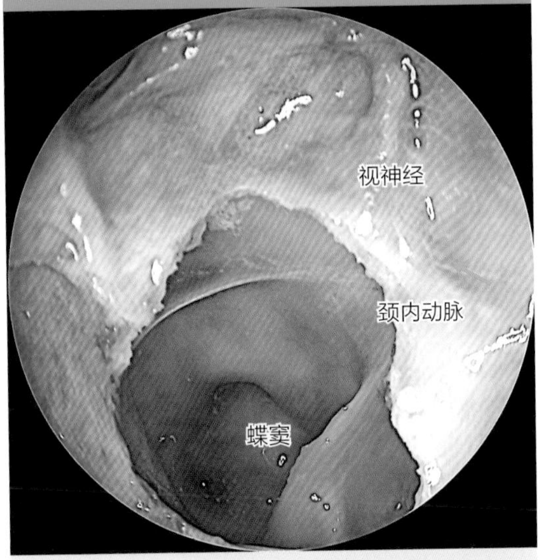

视神经

颈内动脉

蝶窦

抵近观察蝶窦。绿色箭头：视神经颈内动脉隐窝

第二章 前颅底

内镜下经鼻筛窦入路到达前颅底区域手术径路短，视野好，能够很好地显露额窦口至蝶鞍、两侧眶内侧壁之间的前颅底区域，且不用牵拉脑组织。前颅底肿瘤切除需先行前颅底显露，包括 Draf I、II、III 型额窦开放术。若肿瘤局限于硬膜外，通常需要磨除前颅底骨质，然后切除肿瘤组织。若肿瘤侵犯硬膜或侵犯颅内，需要切除硬膜，探查并切除颅内肿瘤组织。

第一节　Draf I、II、III型额窦开放术

德国 Wolfgang Draf 教授设计出了经鼻内镜下对额窦进行不同程度开放的概念，提出了 Draf I 型、II a/b 型和III型鼻内额窦引流术。

I 型额窦开放术是针对额隐窝的手术，不涉及额窦口的黏膜。首先行前组筛窦开放，然后开放鼻丘气房，充分显露外侧的眶纸板、内侧中鼻甲的附着部及前颅底。这种入路适合于额窦病变轻，且患者无阿司匹林不耐受、哮喘等"预后不良因素"的疾病。多数额窦疾病可以通过 Draf I 型引流得到改善。

II a 型手术是对额窦口局部扩大的手术，不涉及至中鼻甲的根部，即在完成筛窦切除后通过切除眶纸板与中鼻甲之间的额窦底来扩大额窦口。

II b 型手术是通过切除眶纸板与鼻中隔之间的额窦底来进一步扩大额窦口，即在 II a 型手术基础上向内侧将中鼻甲的根部去除，使额窦开口内侧缘扩大到鼻中隔。由于内侧朝着鼻中隔方向骨质逐渐增厚，因而常需使用电钻，在使用电钻进入额窦口向内侧方向磨除骨质扩大窦口时，要注意保护好额窦开口其他面的黏膜，手术过程中至少要保护好开口周围一面的黏膜，以减少术后窦口狭窄或闭锁的发生。

III型引流是通过将双侧的额窦底及额窦内的间隔切除，并扩大切除与额窦底邻近处一部分较高部位的鼻中隔，从而建立一个额窦中线共同引流通路的手术。这种手术一般先找到一侧的额窦开口进入额窦，然后切除额窦间的中隔从而与另一侧的额窦相贯通，如果额窦内有多个间隔亦将其切除，从一侧横过中线达对侧的眶纸板。为了保证手术在安全的范围内进行，确定双侧的第一嗅丝起源处的小骨管对手术是非常重要的，其方法是显露中鼻甲根部，从前至后将其逐步切除，沿着中鼻甲根部与鼻中隔的夹角处，在切除中鼻甲根部约5mm后，在中鼻甲起源处的稍内侧可见包绕第一嗅丝的小骨管样结构从鼻中隔近颅底起源处进入中鼻甲。同样的方法处理对侧，两侧包绕第一嗅丝的骨桥与鼻中隔形成了一个类似"T"形的结构，被称为"frontal T"，在"T"形结构之上操作一般不容易损伤到前颅底。

一、Draf Ⅰ型额窦开放术（图 2-1-1 ～ 图 2-1-8）

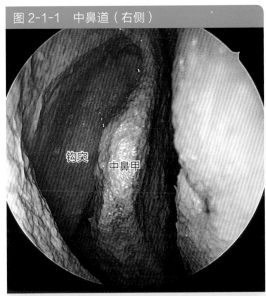

图 2-1-1　中鼻道（右侧）

首先行前组筛窦开放，然后开放鼻丘气房，完成 Draf I 型额窦开放术

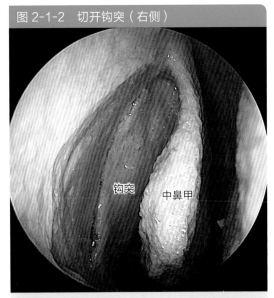

图 2-1-2　切开钩突（右侧）

使用剥离子切开钩突

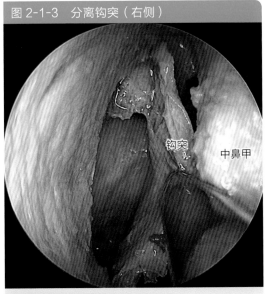

图 2-1-3　分离钩突（右侧）

使用剥离子分离钩突并向内侧移位

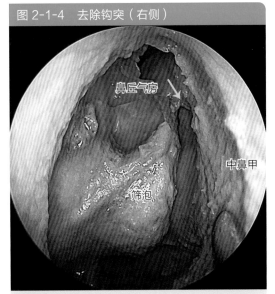

图 2-1-4　去除钩突（右侧）

去除钩突，打开鼻丘气房，显露额隐窝。黄色箭头：额隐窝

图 2-1-5　额隐窝（右侧）

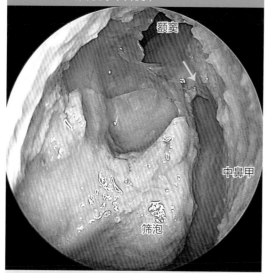

鼻丘气房前界为上颌骨额突，上界为额隐窝或额窦，前外侧界为鼻骨，钩突为内下界，泪骨为外下界。黄色箭头：额隐窝

图 2-1-6　筛泡切除（右侧）

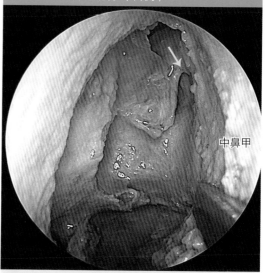

鼻丘气房的上壁可作为额窦前内侧的底壁，是额隐窝前界的重要组成部分。黄色箭头：额隐窝

图 2-1-7　去除额隐窝周围气房（右侧）

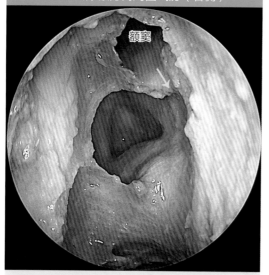

去除额隐窝周围气房，显露前颅底。黄色箭头：额隐窝

图 2-1-8　Draf I 型手术（右侧）

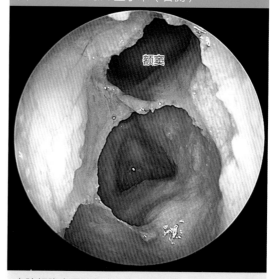

去除额隐窝周围气房，扩大额隐窝，完成 Draf I 型额窦开放术

二、Draf Ⅱ型额窦开放术（图 2-1-9 ～ 图 2-1-12）

图 2-1-9　Draf Ⅱ a 型手术 1（右侧）

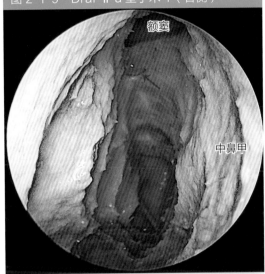

在Ⅰ型手术基础上通过切除眶纸板与中鼻甲之间的额窦底来扩大额窦口。红色箭头：筛前动脉

图 2-1-10　Draf Ⅱ a 型手术 2（右侧）

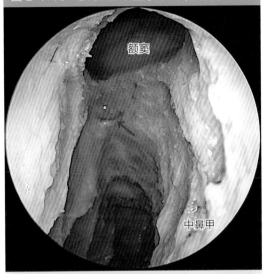

Ⅱ a 型手术是对额窦口局部扩大的手术，不涉及至中鼻甲的根部。红色箭头：筛前动脉

图 2-1-11　Draf Ⅱ b 型手术 1（右侧）

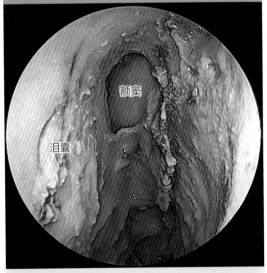

在Ⅱ a 型手术基础上向内侧将中鼻甲的根部去除（通常需要磨钻），使额窦开口内侧缘扩大达鼻中隔。红色箭头：筛前动脉

图 2-1-12　Draf Ⅱ b 型手术 2（右侧）

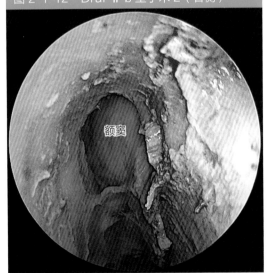

Ⅱ b 型手术是通过切除眶纸板与鼻中隔之间的额窦底来进一步扩大额窦口。红色箭头：筛前动脉

三、Draf Ⅲ型额窦开放术（图 2-1-13，图 2-1-14）

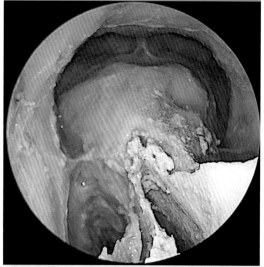

图 2-1-13　Draf Ⅲ型手术 1（右侧视野）

图 2-1-14　Draf Ⅲ型手术 2（左侧视野）

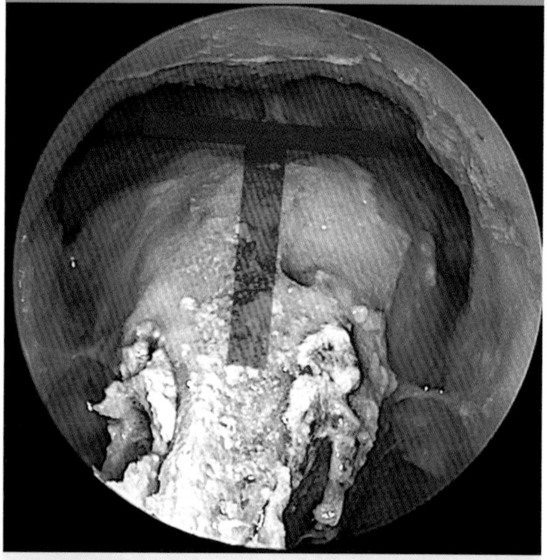

在Ⅱ b 型手术基础上将双侧的额窦底及额窦内的间隔切除，并扩大切除与额窦底邻近处一部分较高部位的鼻中隔

Ⅲ型手术是建立一个额窦中线共同引流通路，形成一个类似"T"形的结构

第二节　前颅底切除术

一、概述

随着内镜技术的发展，内镜前颅底切除术已成为治疗前颅底病变（如前颅底脑脊液漏修补、嗅神经母细胞瘤切除术等）的可靠方法。内镜前颅底切除术的肿瘤全切率与传统开颅手术相似。内镜前颅底切除术无须牵拉脑组织，配合使用鼻中隔黏膜瓣可以降低脑脊液漏的发生率。本节将介绍前颅底切除术的技术要点。

二、前颅底相关解剖

颅前窝容纳大脑额叶，前界为额鳞，后界为蝶骨小翼的后缘，窝的中部凹陷处为筛骨筛板，筛板上有许多筛孔，构成鼻腔顶；前外侧部形成额窦和眶的顶部。

筛骨是内镜前颅底切除术的核心，其位于蝶骨的前方和两眶之间，上接额骨鼻部并突入鼻腔内。筛骨前面观呈"巾"字形，分为筛板、垂直板和筛骨迷路三部分。水平位的中间骨板为筛板，在水平方向上分隔颅腔前部与鼻腔，板的正中有向上突起的鸡冠，其两侧有许多筛孔。筛板正中向下延伸的正中矢状位骨板为垂直板，参与构成骨性鼻中隔。筛骨迷路位于垂直板两侧，由菲薄的骨片围成许多含气小腔为筛小房，又称筛窦。

迷路内侧壁上的上、下两个弯曲的骨片，分别为上鼻甲和中鼻甲。

三、前颅底相关疾病

（一）前颅底脑脊液鼻漏

脑脊液鼻漏是脑脊液通过颅底或其他部位骨质缺损、破裂处流出，经过鼻腔，最终流出体外。主要表现为鼻腔间断或持续流出清亮、水样液体。脑脊液鼻漏发病原因可分为创伤性和非创伤性，其中创伤性又可分为外伤性和医源性；非外伤性又可分为自发性、肿瘤性和先天性。经鼻内镜手术是前颅底脑脊液鼻漏重要的治疗方法。

（二）嗅神经母细胞瘤

嗅神经母细胞瘤是一种少见的、来源于嗅区黏膜神经上皮细胞的恶性肿瘤。患者表现为鼻出血、单侧鼻塞，部分患者有头痛、过度流泪、视物模糊、嗅觉下降或丧失、颈部肿块等表现。CT 和 MRI 检查可明确肿瘤的范围及侵犯邻近组织的情况。绝大多数学者推荐手术联合放化疗的综合治疗方案。

（三）其他

此外，适合经鼻内镜前颅底切除术的疾病还有前颅底脑膜瘤、骨瘤、骨化纤维瘤、骨纤维异常增殖症等。

四、解剖要点（图 2-2-1～图 2-2-18）

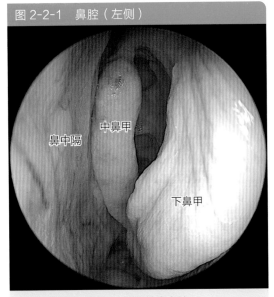

图 2-2-1　鼻腔（左侧）

鼻中隔　中鼻甲　下鼻甲

完成全组鼻窦开放后，重新检查鼻腔

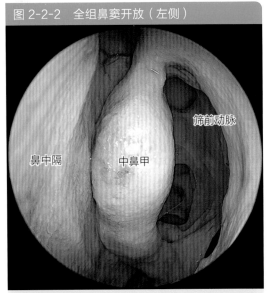

图 2-2-2　全组鼻窦开放（左侧）

鼻中隔　中鼻甲　筛前动脉

全组鼻窦开放是前颅底手术的前提。红色箭头：筛前动脉内侧鼻支

图 2-2-3　筛顶（左侧）

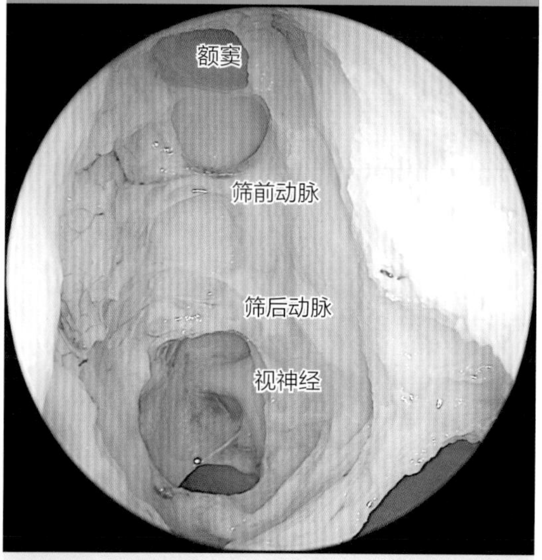

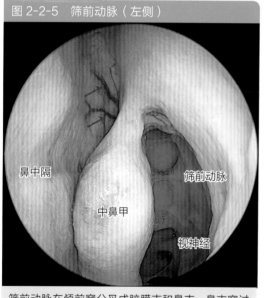

额窦

筛前动脉

筛后动脉

视神经

筛顶即颅前窝的底，由前向后成 15° 倾斜向下。筛前动脉、筛后动脉是确定筛顶的重要标志

图 2-2-4　蝶窦（左侧）

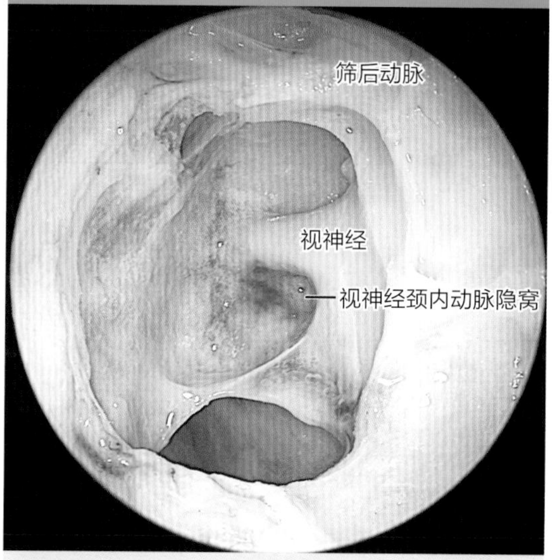

筛后动脉

视神经

视神经颈内动脉隐窝

筛顶向后连接蝶骨平台。若蝶窦气化良好，在蝶窦内可见视神经管、颈内动脉管和视神经管颈内动脉隐窝

图 2-2-5　筛前动脉（左侧）

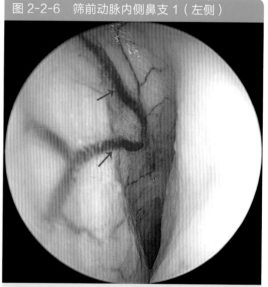

鼻中隔

筛前动脉

中鼻甲

视神经

筛前动脉在颅前窝分叉成脑膜支和鼻支。鼻支穿过筛板进入鼻腔。红色箭头：筛前动脉内侧鼻支

图 2-2-6　筛前动脉内侧鼻支 1（左侧）

筛前动脉鼻支分为内侧鼻支（供应鼻中隔，红色箭头）和外侧鼻支（供应鼻腔外侧壁）。外侧鼻支尚有一分支供应鼻根部皮肤，称外鼻支

图 2-2-7 筛前动脉内侧鼻支 2（左侧）

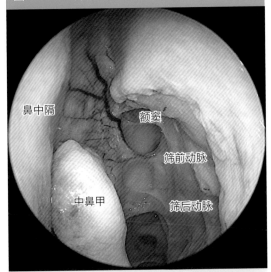

去除中鼻甲腋，显露筛前动脉内侧鼻支（红色箭头）

图 2-2-8 筛前动脉内侧鼻支 3（左侧）

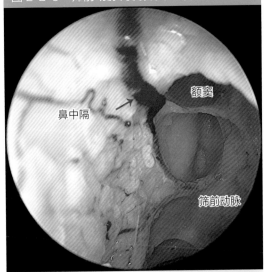

抵近观察筛前动脉内侧鼻支（红色箭头）

图 2-2-9 前颅底（左侧）

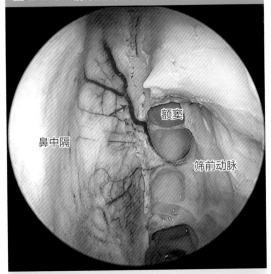

去除中鼻甲和上颌骨额突黏膜。红色箭头：筛前动脉内侧鼻支

图 2-2-10 前颅底（右侧）

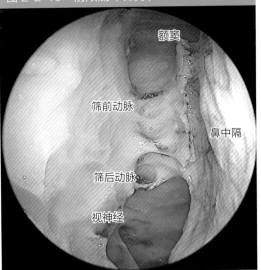

使用同样方式完成右侧Ⅱb型手术。Ⅱb型手术是通过切除眶纸板与鼻中隔之间的额窦底来进一步扩大额窦口

图 2-2-11　Draf Ⅲ 额窦手术

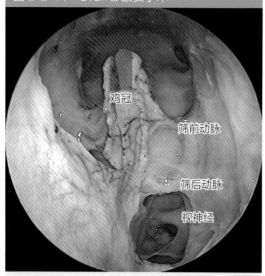

切除鼻中隔前上部，建立一个额窦中线共同引流通路，形成类似"T"形的结构

图 2-2-12　鸡冠

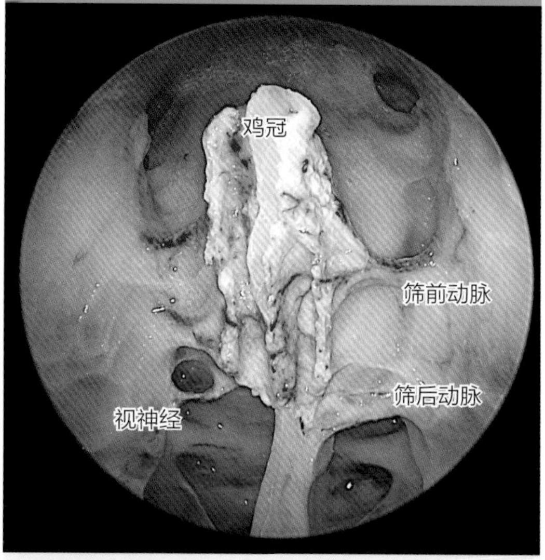

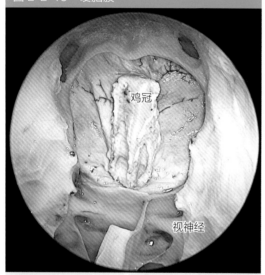

去除中隔大部，显露前颅底

图 2-2-13　硬脑膜

断筛前、后动脉，磨除前颅底骨质，显露前颅底硬脑膜

图 2-2-14　筛前动脉脑膜支（右侧）

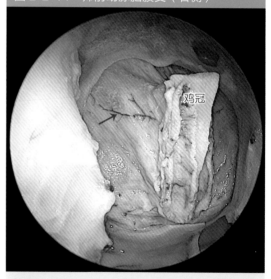

筛前动脉脑膜支（红色箭头）进入颅前窝后供应颅前窝硬脑膜、大脑镰前部及其附近的硬脑膜

图 2-2-15 分离鸡冠

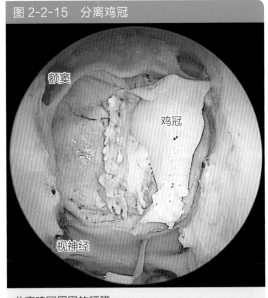

额窦

鸡冠

视神经

分离鸡冠周围的硬膜

图 2-2-16 取出鸡冠

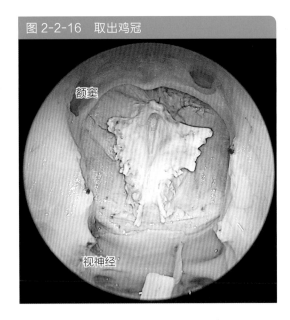

额窦

视神经

图 2-2-17 鸡冠

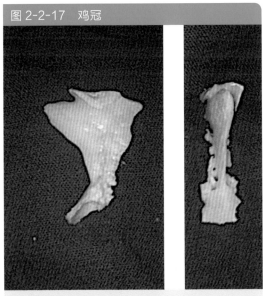

左侧为侧方视角，右侧为上方视角

图 2-2-18 切除硬膜

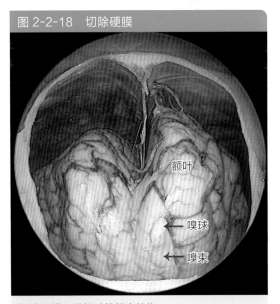

额叶

嗅球

嗅束

切除硬膜，见额叶等颅内结构

第三章

鼻眼相关解剖

第一节 鼻内镜下鼻腔泪囊造口术

一、概述

慢性泪囊炎是由于鼻泪管的阻塞或狭窄而引起，表现为溢泪、有黏液或脓性分泌物自泪小点流出等症状。目前认为，慢性泪囊炎是在鼻泪管阻塞或狭窄的基础上，多种因素综合作用导致泪囊和鼻泪管炎性浸润、纤维化的一种疾病。慢性泪囊炎多见于风沙、寒冷地区及卫生条件较差的地区。慢性泪囊炎根据泪道通畅情况不同，采取不同的治疗方法，如果鼻泪管未完全堵塞，可点抗生素眼药水，每日 4 ~ 6 次，点药之前挤净分泌物，并做泪道冲洗，同时应治疗鼻腔疾病；如果鼻泪管仅部分狭窄，可试做泪道探通术或鼻泪管插管术；如果泪点和泪小管正常者，可做鼻腔泪囊造口术。

自 1904 年 Toti 倡导鼻腔泪囊造口术以来，鼻腔泪囊造口术一直被公认是治疗泪道阻塞理想的方法，该术式需要在泪囊凹的区域进行泪道改道，需要从颜面皮肤入路，但手术后造成的颜面部瘢痕，使患者尤其是年轻女性难以接受。

自 20 世纪末以来，鼻内镜下鼻腔泪囊造口术逐步成熟，与传统外路鼻腔泪囊造口术相比，鼻内镜下鼻腔泪囊造口术具备以下优点：①术后内眦部皮肤无瘢痕，符合美容要求。②避免了对泪囊周围眼轮匝肌产生创伤而导致泪囊功能不全。③手术出血较少，止血准确方便，术野清晰。④外径路手术造骨孔时通常采用凿骨或直接咬骨的方式，术中患者疼痛感较强，老年患者甚至不能耐受；而内镜下手术可以采用动力刨削系统磨去骨质，患者依从性更好，老年患者也可手术。⑤与外径路手术相比，骨窗位置低，符合泪液自上而下引流的生理特征。⑥对鼻息肉及钩突肥大、泡性中鼻甲、鼻中隔偏曲等解剖异常因素可同期处理，提高了手术成功率。

二、手术相关解剖

泪道是由泪点、泪小管、泪囊和鼻泪管组成。泪点是泪道的起始处，位于内眦睑缘的乳头状突起处，上下各一。泪小管由上下泪小管和泪总管组成，连接泪点与泪囊。泪囊长 12 ~ 15mm，宽 4 ~ 7mm，位于前后泪嵴之间的泪囊窝内，前泪嵴由上颌骨额突形成，后泪嵴属泪骨。泪囊在鼻腔外侧壁的投影位于中鼻甲的前端，鼻丘的外侧。

水平位切面见组成泪囊骨性内壁有两部分：上颌骨额突和泪骨，二者间有一接合骨缝。泪骨依钩突附着处而分为前后两部分，泪骨前部参与泪囊骨性内壁的组成，后部参与眶内壁的组成，因此上界平中鼻甲附着处，前界为上颌骨额突，后界为钩突。鼻泪管长 12 ～ 24mm，由泪囊至鼻腔外侧壁，骨性泪道由上颌骨、泪骨和下鼻甲组成。鼻泪管向下开口于下鼻道，鼻泪管开口常呈裂隙状。

三、手术注意事项

（一）适应证
鼻泪管阻塞或狭窄而导致的慢性泪囊炎。

（二）禁忌证
（1）全身情况差，如心肺功能不全等无法耐受手术者。
（2）泪点、泪小管狭窄或阻塞者。
（3）鼻腔、鼻窦急性炎症者。

（三）术前准备
（1）泪道冲洗可用生理盐水经下泪点或上泪点冲洗泪道。
（2）泪囊碘油造影。
（3）鼻腔鼻内镜检查。
（4）鼻窦 CT 扫描（尤其是外伤性和伴有鼻窦炎患者）。

四、解剖要点（图 3-1-1 ～ 图 3-1-10）

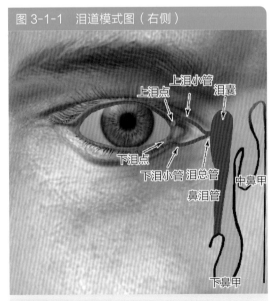

图 3-1-1 泪道模式图（右侧）

泪道包括上下泪点、上下泪小管、泪总管、泪囊和鼻泪管，其主要功能是引流泪液入鼻腔

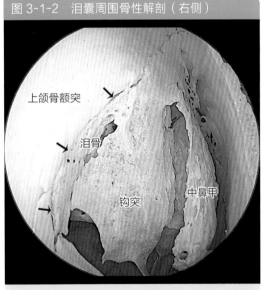

图 3-1-2 泪囊周围骨性解剖（右侧）

泪囊窝：上颌骨额突和泪骨围成的窝状结构。泪颌缝（黑色箭头）：上颌骨与泪骨连接形成的骨缝，近乎垂直状态跨过泪囊窝

图 3-1-3　黏膜瓣设计（右侧）

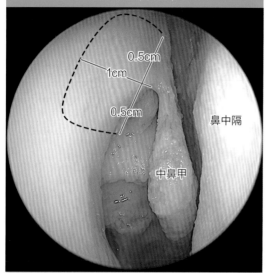

于中鼻甲腋水平上、下约 0.5cm 处行水平向前的切口，切口向前约 1cm。然后做一垂直切口将两水平切口相连

图 3-1-4　切开黏膜（右侧）

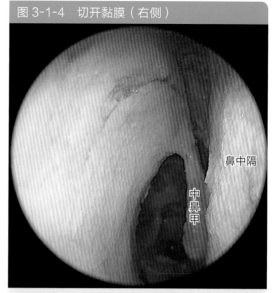

手术中可用小圆刀或钨针切开黏膜

图 3-1-5　制作黏膜瓣（右侧）

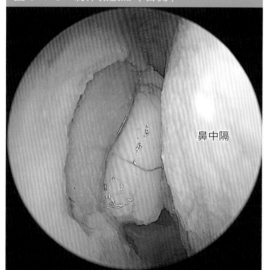

使用剥离子掀起上颌骨额突黏膜瓣备用。若在肿瘤切除术中，肿瘤侵犯上颌骨额突的黏膜，可直接切除此处黏膜

图 3-1-6　去除上颌骨额突部分骨质（右侧）

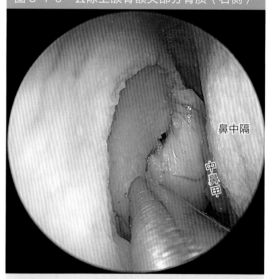

使用 Kerrison 咬骨钳或磨钻去除上颌骨额突部分骨质

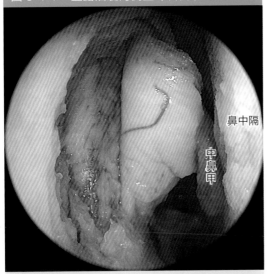

图 3-1-7 显露泪囊内侧壁（右侧）

去除上颌骨额突部分骨质后，可显露泪囊内侧壁。骨窗直径大小约为1cm

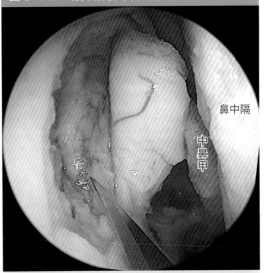

图 3-1-8 切开泪囊（右侧）

全层切开泪囊内侧壁。若切开内囊内侧壁有困难，可以自泪点插入泪道探针，内镜直视下见泪道探针顶起泪囊内侧壁，然后再切开泪囊内侧壁

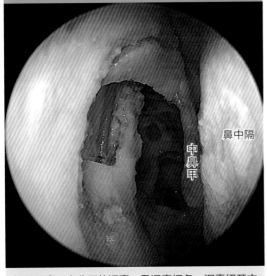

图 3-1-9 开放泪囊（右侧）

切开泪囊，充分开放泪囊，见泪囊探条。泪囊切开方式多种多样，可做成前瓣、后瓣，并与鼻腔黏膜贴合

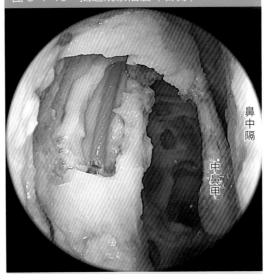

图 3-1-10 抵近观察泪囊（右侧）

修整上颌骨额突黏膜瓣贴合于泪囊表面，同时覆盖部分裸露的骨质。若探针通过泪总管时较为紧张，则考虑放置硅胶泪管，并固定在泪囊内

五、术后处理

（1）术后全身应用抗生素 1～3d，局部点用低浓度糖皮质激素滴眼液和抗生素滴眼液约2周，鼻腔应用含糖皮质激素的喷鼻剂。

（2）术后 4 周内每周复查鼻内镜，仔细清理吻合口周围分泌物、血痂，若存在肉芽组织增生，可视情况予以钳除，以防堵塞吻合口。4 周后每月复查 1 次，直至情况稳定。

（3）术后 4 周吻合口周围创面基本愈合，上皮化基本形成，8 ～ 12 周拔除硅胶管。

六、其他相关注意事项

（1）泪囊的定位：泪囊在鼻腔外侧壁的投影是以中鼻甲腋为标志，泪囊在中鼻甲腋的前方，上界在中鼻甲腋上 8mm，下界在中鼻甲腋下 3 ～ 4mm。泪囊内壁与鼻腔相隔有两层结构：上颌骨额突 + 泪骨前部和鼻黏膜，凿除上颌骨额突 + 泪骨前部，即可显露泪囊内壁，此时可用探针经泪小管明确泪囊内壁是否已显露。钩突为泪囊后界。

（2）是否自泪点插入泪道探针：如解剖结构清晰，泪囊内侧壁显露良好，可直接切开泪囊，而不需要插入泪道探针作为辅助。

（3）是否行硅胶泪管置入：部分术者认为人工泪管支撑吻合口，使吻合口保持开放状态，可提高手术成功率。但有研究发现，人工泪管置入可刺激吻合口周围瘢痕增生和肉芽组织形成，并不能提高手术成功率；同时人工泪管长期留置可导致泪点撕裂、眼表不适等并发症。因此，如充分做出鼻腔骨窗及良好的黏膜瓣，则无须使用硅胶泪管置入，仅需要置入楔形膨胀海绵 1 周。

（4）泪囊大小对疗效的影响：泪囊大小直接影响吻合口的大小，并最终影响手术疗效。因此，小泪囊患者的吻合口相对较小，吻合口闭锁率相对较高。

第二节　鼻内镜下视神经管减压术

一、概述

外伤性视神经病变（traumatic optic neuropathy，TON）是因外伤致眼眶、颅内骨折或颅内出血压迫视神经所导致的病变，患者多有明确的外伤史，外伤后即出现视力下降、视物不清或无光感的症状。患者的视神经损伤包括原发性损伤和继发性损伤。原发性损伤是指外界钝力作用于额部、颞部，因视神经管内段鞘膜与周围骨质紧贴，且视神经管空间狭小，钝力经过骨质传导而对视神经纤维造成冲击、震荡、剪切、扭曲等，致其断裂、撕裂或滋养血管破裂，甚至因神经管骨折碎片锐性切割等，导致视神经轴索中断，患者通常在受伤后即刻出现视功能严重受损。继发性损伤是因视神经管骨折压迫、鞘膜下或鞘内血肿、视神经束肿胀或滋养血管痉挛、栓塞、受压，造成视神经缺血缺氧和神经递质传输障碍，巨噬细胞等炎症细胞侵入并介导炎性反应损伤所致，患者视力丧失多在伤后数小时或几日内出现。

除视力下降外，单眼受累或双眼受累程度不一致时，受伤较重侧眼出现相对性传入性瞳孔传导阻滞（relative afferent pupillary dysfunction，RAPD），多表现为伤眼瞳孔散大；双眼受累程度相似时可能无 RAPD，而仅表现为瞳孔对光反应异常。对伴有意识障碍者，瞳孔直接对光反应异常是判断 TON 的最可靠体征。绝大多数未累及视网膜及视神经前段 TON 患者，早期眼底检查无异常改变，后期常出现视盘苍白、萎缩。

2016 年《我国外伤性视神经病变内镜下经鼻视神经管减压术专家共识（2016 年）》[1] 发布，规范了视神经减压的治疗。对于证实有视神经管骨折和外伤后视力无光感，且药物治疗视力无改善的患者应及早进行手术，伤后的视力提高与就诊时间及损伤程度有着密切的关系，同时结合药物治疗，一般采用糖皮质激素冲击治疗。

（一）糖皮质激素冲击治疗

第二次国际急性脊髓损伤研究提示，脊髓损伤 8h 内使用大剂量糖皮质激素有利于运动与感觉功能的恢复。鉴于此，建议伤后尽早给予 TON 患者糖皮质激素治疗，剂量根据患者个体情况而定，常规方法为甲泼尼龙 1000mg/d，冲击治疗 3d（儿童按每千克体重 15 ～ 30mg 给药，但建议不超过 1000mg/d）。用药期间需密切关注患者全身情况，联合应用药物，避免出现感染、消化性溃疡出血、血压或血糖升高、骨质疏松、组织愈合减慢等不良反应。

（二）手术治疗

1. 鼻内镜下视神经管减压术　是将视神经管的一部分骨壁去除，释放、减轻视神经管内的压力，改善局部血液循环，促进功能的恢复。其原理为外伤性视神经病变发生时，视神经受到挫伤、挤压，引发神经水肿，由于视神经管的局限，局部血管受压造成的视神经缺血性坏死，视神经管减压术可释放减轻这样的压力，防止对视神经的继发损伤。本手术适用于视力减退较迟者，若伤后视力完全丧失或视神经已严重破坏，不宜行视神经管减压术。

2. 开颅视神经管减压术　经患侧前额开颅，将眶顶部硬脑膜剥离，沿蝶骨嵴上缘至视神经管上壁，勿损伤筛板区嗅神经，于蝶骨平台与前床突之间小心磨开或凿开骨管，除去其上及外侧壁，即可达到减压的目的。

3. 其他　如经眶内蝶窦视神经管减压术等，较少采用。

（三）其他

1. 甘露醇治疗　为临床常用的脱水剂之一，可以促进眶内组织脱水，减轻眶内压力，降低眼压，改善视神经水肿症状。

2. 其他药物治疗　可选用脑苷肌肽、维生素 B_1、维生素 B_{12}、ATP、肌苷、尼莫地平、银杏叶片等营养药物及改善循环药物。

3. 高压氧治疗　可提高血液及组织间隙的氧分压，增加组织氧的弥散半径和组织溶解量，促进视神经的有氧代谢，并有助于视神经细胞迁移、分化，使施万细胞分裂增殖，从而恢复视神经组织的传导功能，通常进舱后治疗压力为 1500mmHg。

二、鼻内镜下视神经管减压术相关解剖

（一）视神经分段

视神经由视网膜神经节细胞的轴突汇集而成。从视盘开始后穿脉络膜及巩膜筛板出

眼球，经视神经管进入颅内至视交叉前角止。全长 42～47mm，可分为球内段、眶内段、管内段和颅内段四部分。

球内段：由视盘起到巩膜脉络膜管为止，包括视盘和筛板部分，长约 1mm，是整个视路中唯一可用肉眼看到的部分。神经纤维无髓鞘，但穿过筛板以后则有髓鞘。由于视神经纤维通过筛板时高度拥挤，临床上容易出现淤血、水肿。

眶内段：是从眼球至视神经管的眶口部分。全长 25～35mm，在眶内呈"S"状弯曲，以保证眼球转动自如不受牵制。

管内段：为通过骨性视神经管部分，长约 6mm。本段视神经与蝶窦、后组筛窦等毗邻，关系密切。由于处于骨管紧密围绕之中，头部外伤、骨折等可导致此段视神经严重损伤，称为管内段视神经损伤。

颅内段：此段指颅腔入口到视交叉部分，长约 10mm。两侧视神经越向后，越向中央接近，最后进入视交叉前部的左右两侧角。

（二）视神经膜性结构

视神经的外面有神经鞘膜包裹，是由三层脑膜（硬脑膜、蛛网膜、软脑膜）延续而来。硬脑膜下与蛛网膜下间隙前端是盲端，止于眼球后面，鞘膜间隙与大脑同名间隙相通，其中充有脑脊液。临床上颅内压增高时常可引起视盘水肿，而眶深部感染也能累及视神经周围的间隙而扩散到颅内。

包绕视神经的膜性结构均比较坚韧结实，且视神经与这些膜性结构之间无明确间隙。在视神经管颅内口上壁的后方，可见硬脑膜反折形成的镰状韧带。

在眶口处，反折、增厚的膜性结构称为总腱环；由视神经鞘膜、眶骨膜、眼直肌腱及上斜肌腱组成。

支配眼球的各直肌及上斜肌均起源于总腱环，并被包绕于视神经鞘膜与眶骨膜之间。去除上外侧眶骨膜，分离脂肪组织后，可见滑车神经在眶上裂处与总腱环外侧粘连，然后于额神经内侧，越过上直肌与上睑提肌向前内侧走行，进入上斜肌。

（三）视神经血供

视神经的血液供应：眼内段，视盘表面的神经纤维层的血供，由来自视网膜中央动脉的毛细血管供应，而视盘筛板及筛板前的血供，则由来自睫状后动脉的分支供应。二者之间有沟通。Zinn-Haller 环，为视盘周围巩膜内睫状后动脉小分支吻合所成。眶内段、管内段、颅内段则由视神经中的动脉及颅内动脉、软脑膜血管供应。

（四）视神经管

视神经管颅口为水平卵圆形，眶口为垂直卵圆形。在进眶时变狭窄，其内侧壁远端较近端变厚，这一增厚部分称为视神经管环，该环借骨性结构分隔蝶筛窦。视神经管中部管壁平均厚 0.21mm，环部平均厚 0.57mm，这样视神经管远端包括最窄、最厚部。在行视神经管减压时，必须去除远端最窄、最厚部，并打开视神经管鞘。然而对于打开视神经鞘仍有争论，有观点认为打开鞘膜时会破坏视神经的血液供应而造成视力损害。

在视神经管颅口处，眼动脉大多数位于视神经内下方，在管内于视神经下方的两层硬膜内向前外走行，绕过视神经，至眶口时，大多数位于视神经的外下方。视神经管减压术若需要切开神经鞘，应在视神经管中线以上。

三、手术相关注意事项

（一）适应证和禁忌证

视神经管减压术适应证：①外伤后视力下降，CT 显示有明确的视神经管骨折和视神经压迫。②一般认为外伤后尽早手术为佳，不宜超过 2 周；存在光感的情况下，超过 2 周仍可试行；无光感大于 30d，视盘萎缩，则不宜手术。

视神经管减压术禁忌证：①伴随严重颅脑损伤导致意识丧失。②眼眶高分辨率 CT 和（或）MRI 显示有明显视神经断裂。③存在颈内动脉破裂可能或颈内动脉假性动脉瘤。④手术入路或视神经邻近部位严重感染，或因其他全身原因不能耐受手术。⑤存在颅底骨折致脑脊液鼻漏，须在准备好术中补救措施、保证安全的情况下实施手术。

（二）术前准备

眼眶高分辨 CT 检查可显示视神经管、蝶筛骨及前床突骨折，但对视神经管内及周围软组织损伤显示欠佳。钝性外伤后预示视神经损伤的 CT 征象：①后组筛窦或蝶窦腔内积血；②视神经管骨折；③视神经显著增粗、扭曲扩张；④球后肌锥内，尤其眶尖部血肿或气肿。MRI 可以显示视神经水肿、出血、撕裂及周围软组织病变，脂肪抑制检查序列可以避免脂肪信号干扰，增强扫描可以更清晰显示视神经的损伤情况。

由于视神经管毗邻颈内动脉，视神经管周围骨折可能伴有颈内动脉的损伤，形成假性动脉瘤。所以建议外伤性视神经病的患者术前行 CTA 或 MRA 以评估颈内动脉。

四、解剖要点（图 3-2-1 ～图 3-2-12）

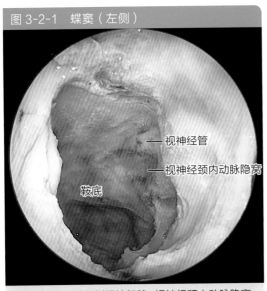

进入蝶窦，分辨左侧视神经管、视神经颈内动脉隐窝、鞍底

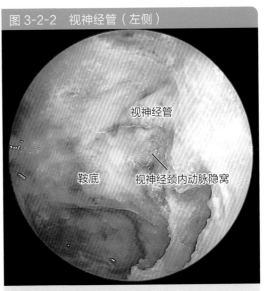

内镜下抵近观察左侧视神经管

图 3-2-3 磨钻（左侧）

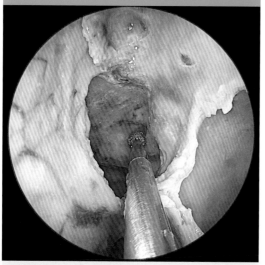

以视神经管为中心，使用磨钻于其表面及周围轮廓化视神经

图 3-2-4 磨除视神经管（左侧）

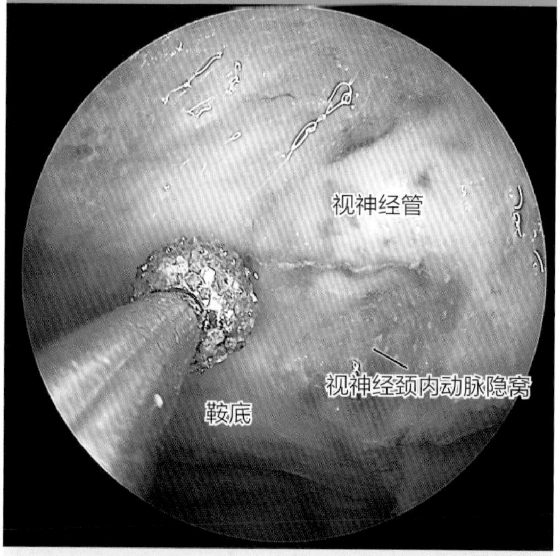

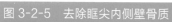

视神经管

视神经颈内动脉隐窝

鞍底

磨钻磨除视神经管骨质

图 3-2-5 去除眶尖内侧壁骨质

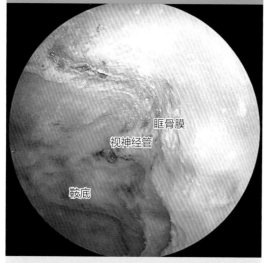

眶骨膜

视神经管

鞍底

使用剥离子去除眶尖内侧壁骨质，显露眶骨膜

图 3-2-6 去除视神经管骨质

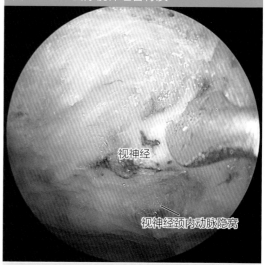

视神经

视神经颈内动脉隐窝

使用剥离子去除视神经管内侧壁骨质，显露视神经鞘膜

图 3-2-7　去除视交叉前方骨质（左侧）

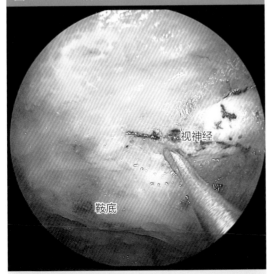

使用剥离子去除视交叉前方骨质，进一步扩大视神经管骨质去除范围

图 3-2-8　视神经鞘膜与眶骨膜（左侧）

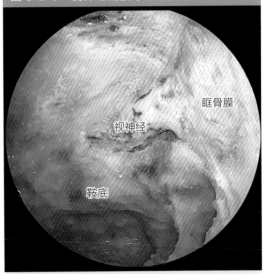

充分显露视神经及相延续的眶骨膜

图 3-2-9　切开视神经鞘膜（左侧）

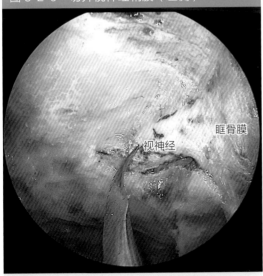

于视交叉外 1/3 处采用镰状刀切开视神经鞘膜

图 3-2-10　注意避开眼动脉（左侧）

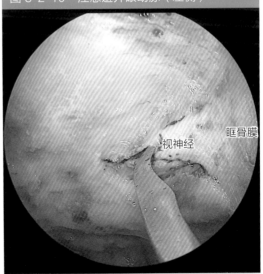

眼动脉大多数位于视神经内下方，切开视神经鞘膜时，切口应位于视神经中线上方，避免损伤视神经下方的眼动脉

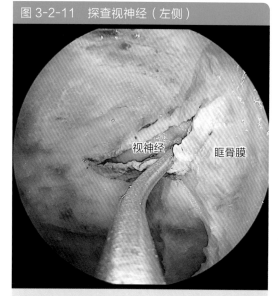

图 3-2-11　探查视神经（左侧）

视神经　　眶骨膜

使用剥离子拨开视神经鞘膜，显露视神经

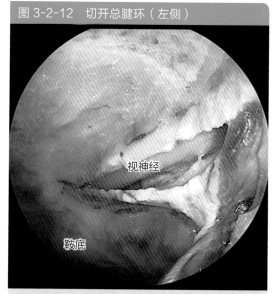

图 3-2-12　切开总腱环（左侧）

视神经

鞍底

切开总腱环，充分释放视神经管内的压力

　　有学者建议常规不要切开视神经鞘膜，因为打开视神经鞘对减压没有帮助。而且，切开鞘膜有可能导致脑脊液漏，甚至伤及视神经软膜血管丛，加重循环障碍。

　　如术中发现存在神经鞘膜下积血等情况时，切开鞘膜是必须的。以小尖刀自眶尖向后至视神经管颅口切开眶骨膜、总腱环和视神经鞘。内镜应抵近观察，确保既切开鞘膜又未伤及神经纤维。

　　切开时注意要在视神经的内上方切开视神经鞘，尽可能避开眼动脉、视神经鞘膜下粗大血管及 Zinn-Haller 动脉环血管网等。如果切开视神经鞘，就必须准备脑脊液修补。如果术中出现低流量脑脊液漏，可使用游离的中鼻甲黏膜瓣、鼻中隔黏膜瓣等覆盖漏口，再覆盖明胶海绵、再生氧化纤维素等支撑即可。

　　对于视神经管和眼眶创伤的患者，术者应该留意眶骨膜和（或）眶脂肪有已经显露的可能。使用双极电凝烧灼疝出的脂肪可以控制局限的疝出。尽量保留眶骨膜，因为切开眶骨膜将导致眶脂肪疝出。

　　当眶尖部存在出血、组织水肿等情况时，应充分切开眶尖部眶筋膜进行减压。

五、术后处理

　　（1）术后予以抗感染药物 2 周，按照视神经损伤治疗常规，予以适量糖皮质激素及血管扩张剂。

　　（2）术后少量鼻出血可以局部冷敷及应用止血药物，出血较多应再次填塞鼻腔止血。

　　（3）术后有脑脊液漏，应严格平卧，必要时辅以腰大池外引流，1～2 周后大多数可自愈，如仍不愈可考虑二期漏口修补。

　　（4）术后应观察视力、瞳孔、眼底、眼球活动、眼位、视野等情况。

六、术后并发症

1. 脑脊液漏　手术损伤颅底、筛顶脑膜，特别是已有颅底骨折者，易发生脑脊液鼻漏及颅内感染。

2. 术后鼻出血　经鼻腔手术常见的出血血管为蝶腭动脉、筛后动脉和颈内动脉，最严重的出血并发症为颈内动脉损伤的出血，可危及生命。必须警惕该并发症，因为在视神经管减压后盲目鼻腔填塞可能导致视力下降。

3. 眶内感染　术中若损伤眶内筋膜，在原来鼻炎或鼻窦炎的基础上感染易于扩展至眶内。由于内侧眶壁和视神经管的缺损，使劲擤鼻或打喷嚏能导致明显的皮下积气和面部肿胀。

4. 视力恶化　视神经减压后视力可能恶化。这可能与在磨薄视神经管中冲洗不够导致对视神经的热损伤或影响眼动脉的供血有关。此外，在用刮匙将视神经管内骨折片清除时，细小的骨片能影响视神经。

七、疗效评价

患者的视力评估分为无光感、光感、眼前手动、眼前指数、能见标准视力表5个等级：

1级：无光感；

2级：有光感；

3级：眼前手动；

4级：眼前指数；

5级：能见标准视力表。

手术前后中心视力（矫正视力）和（或）视野改善为评价外伤性视神经病患者疗效的主要指标。术后视力较术前提高1个级别及以上，或较术前视力表提高2行及以上定义为有效。对视力高于0.05者，采用大光标测量中心视野，术后视野缺损范围减少≥15%或平均阈值增加≥10%，亦定义为有效。

杨钦泰等[2]总结了外伤性视神经病的手术治疗效果：手术总有效率为37.86%（39/103）。术前有残余视力者有效率为83.3%（20/24），无残余视力者有效率为24.05%（19/79）。

李娜等[3]总结了鼻内镜下视神经管减压术治疗外伤性视神经病的疗效。手术总有效率为63.01%。原无光感患者有效率为56.36%。有光感以上视力患者有效率为83.33%。

影响手术疗效的因素如下。

（1）术前视力水平：伤后无光感者预后差，伤后有残存视力者疗效相对较好。

（2）年龄因素：年龄越大者预后越差，儿童恢复相对较好。

（3）视功能受损性质：伤后即刻视力完全丧失者效果差，伤后视力逐渐丧失者相对较好。

（4）意识情况：合并严重颅脑外伤，伤后意识丧失者疗效差。

（5）糖皮质激素治疗：糖皮质激素冲击治疗有效者术后视力恢复相对较好。

（6）MRI 或 CT 提示有明显视神经管骨折者较无骨折者疗效相对差。

（7）伤后时间：受伤到接受手术的时间越短越好，伤后 7d 内接受手术治疗者疗效相对理想。

第三节　内镜下眶减压术

一、概述

眶减压术有以下几种方法：①眶外壁减压术；②开颅，切除眶顶的上部减压术；③鼻外筛窦切除进路眶内壁减压术；④经上颌窦进路眶下壁减压术；⑤鼻内镜下经鼻眶减压术。

鼻内镜下经鼻眶减压术主要是治疗眶内压增高症，眶内压增高可以引起暴露性角膜病、视神经受压等严重并发症。鼻内镜下经鼻眶减压术的优点：避免了面部切口；避免了唇龈切口；手术损伤范围小、疗效好、并发症少等。手术目的：使眼球周围组织向鼻窦（筛窦和上颌窦）疝出，而减轻眶内压力，恢复或保存即将受累的视力、眼外肌功能和闭睑能力，获得满意的整容效果，避免受损眼再受创伤。

二、鼻内镜下眶减压相关解剖

眼眶由七块骨组成，包括额骨、筛骨、蝶骨、腭骨、泪骨、上颌骨和颧骨，有上、下、内、外四个壁，眼眶内包括眼外肌、视神经、眶脂肪体及其构成的眶内间隙，这些结构在维持眼球的正常运动和视觉功能中起着关键作用。眶内侧壁主要由眶纸板组成，眶内侧壁后部于眶尖处增厚，并与蝶骨小翼连接。眶尖骨孔由眶上裂和视神经管组成。

眶尖的软组织被眶骨膜增厚的总腱环（Zinn 环）包绕。内直肌、外直肌、上直肌和下直肌均起自该环。Zinn 环内的空间被硬脑膜分隔成内、外两部分。Zinn 环内侧部分有视神经和眼动脉通过，眼动脉沿视神经外下走行。Zinn 环外侧部分即动眼神经孔，内有动眼神经、展神经、三叉神经的分支及眼静脉经过。眼直肌通过纤维组织隔相互连续，这些隔将眼眶分隔为视锥内间隙和视锥外间隙。同时还有辐射状排列的纤维血管结缔组织隔，后者将这些间隙进一步分隔，且包绕眶脂肪。

眼眶间隙及病变：①骨膜外间隙，位于眶骨膜与眶骨之间，病变特点是常伴骨质改变，占位时可致眼球突出并向病变的对侧移位。②肌锥外间隙，位于眶骨膜与肌圆锥之间，病变特点是眼球突出、移位，且眼球运动可能受限。③肌锥内间隙，指肌圆锥内，病变特点是眼球向正前方突出，眼球转动一般不受限，但视力易受影响。④眼球筋膜与眼球巩膜之间的潜在间隙。

三、手术注意事项

（一）适应证

1. 突眼症 它是由格雷夫斯（Graves）病引起的眼部病变，球后脂肪中黏多糖成分的增多，以及后者与水分的结合，增加了球后脂肪的体积。肌纤维组织间液中的淋巴细胞和肥大细胞浸润使眼外肌肥大并水肿，导致眶内容体积增加，眶内压增高，眼球突出，眼睑回缩不能闭合，角膜溃疡，复视和视神经受压等。手术时机：对于甲状腺功能障碍性眶病而言，当患者上下睑不能完全闭合，开始出现角膜症状时，应及时做眶减压术。由于手术有引起视力丧失的危险，一眼手术后，至少间隔一周再做另一眼。对于手术前即有压力性视神经变性的患者，手术主要是通过缓解眶尖压力增高对视神经的压迫而影响视力变化。对于手术前没有压力性视神经变性的患者，主要是通过手术带来的前房反射性压力改变而影响视力的变化。

2. 引起视神经受压的眶内压增高症 常见为手术或外伤造成的眶内出血，较大的血肿可对视神经及其相应的血管造成压迫，引起暂时性视力障碍，如血肿不尽快清除，视神经会因长期受压缺血水肿而导致视力减退或永久性失明。

（二）禁忌证
（1）甲状腺功能亢进未愈或有血液系统疾病。
（2）病期太长，眶内软组织有广泛纤维化。
（3）有化脓性鼻窦炎。

（三）手术前准备
1. 眼科检查 包括眼球突出度、眼球活动度、上下睑不能闭合的宽度、角膜状态、视力、视野、色觉、瞳孔反射和眼底检查等。

2. 鼻科检查 包括前后鼻镜检查，鼻内镜检查，以了解有无鼻窦炎等。对鼻腔和鼻窦的急性炎症应给予抗生素治疗。

3. 眼眶和鼻窦 CT 扫描 包括水平位和冠状位。观察筛窦、上颌窦和眼眶的关系。

四、解剖要点（图 3-3-1 ～ 图 3-3-4）

图 3-3-1　全组鼻窦开放（右侧）

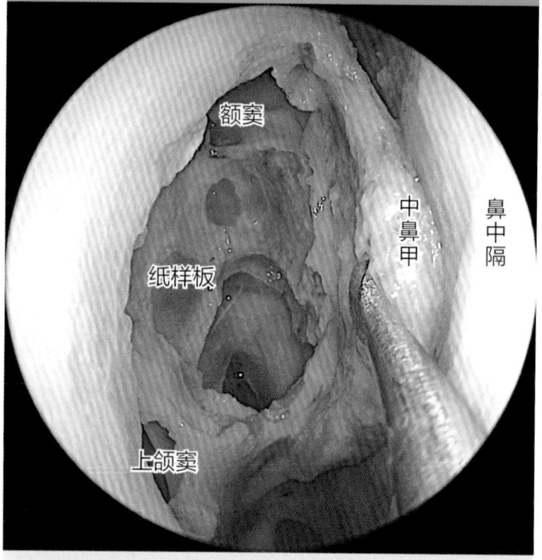

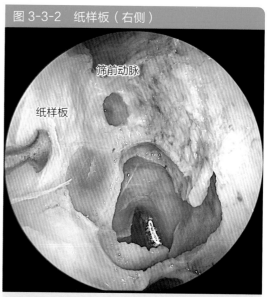

充分显露眶内侧壁和眶底。术腔范围：向后达眶尖，最好能认清视神经管，向前显露出额隐窝，见到额窦开口；向上至前颅底；向下显露眶底壁；向外显露纸样板

图 3-3-2　纸样板（右侧）

使用较为锋利的剥离子，使纸样板骨折

图 3-3-3　去除纸样板（右侧）

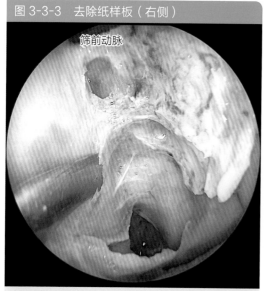

使用剥离子顺骨折缝小心剥离纸样板，去除碎骨片时，注意不要损伤眶筋膜

图 3-3-4　显露眶筋膜（右侧）

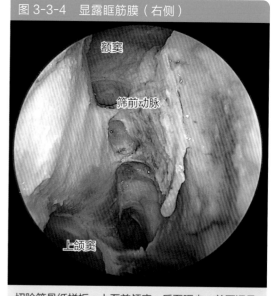

切除筛骨纸样板，上至前颅底，后至眶尖，前至泪骨

由此，我们去掉了眶内侧壁的骨质，此时切开眶骨膜，如果眶内压高，眶脂肪将膨出。切开眶骨膜的方向可以沿内直肌的走行方向。如果减压效果不明显，可进一步去掉眶底壁骨质。

五、手术后处理

（1）全身应用广谱抗生素1周，预防眶内感染。
（2）术后第2天抽出鼻腔和筛窦内填塞物。
（3）手术后定期在内镜下清理术腔，吸出上颌窦内积血。
（4）术后1周做眼科检查，与术前结果对比。

六、并发症防治

1. 脑脊液鼻漏 先行非手术治疗，如无效可行鼻内镜下脑脊液鼻漏修补术。

2. 复视加重 多因眶减压后，各眼肌不能协调导致，严重者可行平衡减压，如眶外侧减压等。

3. 视力丧失 多为损伤视神经或供应视神经和视网膜的血管引起，预后多不良。

4. 眶内感染 虽较少出现，但一旦发生，可出现脂肪坏死，影响视力及遗留眼球内陷。

第四节 鼻内镜眶内肿瘤手术

一、概述

眶内肿瘤手术，是一个新的且迅速扩展的领域。外科的基本原则是不跨过神经和血管，因此，鼻内镜下眶内疾病的手术适应证范围界定在视神经内侧。

二、鼻内镜眶内手术相关解剖

1. 眼眶的构成 眼眶位于面部两侧，为容纳眼球及与其相关的肌肉、血管、神经和筋膜等的骨腔。眼眶由上颌骨、腭骨、额骨、蝶骨、颧骨、筛骨及泪骨7块颜面骨所构成，略呈四棱锥体形。眼眶分一底、一尖、四壁。底朝前下，并略向外下方；尖端向后，即视神经孔；四壁分为上壁、下壁、内壁、外壁。

（1）底：即眶口，略呈四边形，向前下外倾斜，眶缘较厚。眶上缘内1/3与外2/3交界处有眶上切迹或眶上孔，供给额部的眶上神经及血管经此通过。眶下缘中点下方约0.8cm处有眶下孔，其中通过眶下神经和血管。

（2）尖：指向后内，尖端有一卵圆形孔，即视神经管眶口，视神经及眼动脉从中穿过。

（3）眶上壁：又称为眶顶。前方大部分由额骨的三角形眶板组成，后方一小部分由蝶骨小翼参与眶尖的形成。老年人有时眶顶骨质部分吸收，眶顶骨膜即与颅前窝的硬脑膜直接相连。额窦底部多位于眶顶内侧部分，但发育良好的额窦窦底可涉及眶顶的大部分范围，此时眼眶与额窦的关系更为密切。

（4）眶下壁：又称眶底。主要由上颌骨的眶面（上颌窦顶壁）构成，眶底前外侧的一部分为颧骨眶板，其后方的一小部分为腭骨颧突。上颌骨眶面的后缘游离，与蝶骨大翼眶面的下缘形成眶下裂，有眶下神经、颧神经、蝶腭神经节的眶支及眶下动脉与静脉由此通过。从眶下裂起有一眶下沟于上颌骨眶面浅表前行，渐向深部进入骨质内成为眶下管。其于上颌骨前面上方的开口称为眶下孔。眶下壁前内缘近鼻泪管口处有一浅窝，为下斜肌的起始部位。眶底爆裂性骨折的患者施行骨折复位术或行眶内减压术时，切忌损伤此肌肉，以免影响眼球的转动功能。

（5）眶内壁：自前向后由上颌骨额突、泪骨、筛骨纸板（眶板）及蝶骨体的一小部分构成。筛骨纸板为内壁的主要部分，是各眶壁中最薄者，眶内的鼻源性感染大多由此壁进入。内壁上界以额筛缝和额骨眶板连接；下界以颌筛缝移行到眶底；前界为上颌骨额突与泪前嵴；后界为视神经管眶口。内壁前方有上颌骨额突和泪骨的泪沟形成的泪囊窝。泪囊窝为椭圆形，下接鼻泪管；泪囊窝的前、后界为泪前嵴与泪后嵴，是泪囊及鼻泪管手术的重要标志。内壁上界的额筛缝中，前后各有一孔，分别称筛前孔和筛后孔。

（6）眶外壁：又称外侧壁。前方由颧骨眶面构成，后方由蝶骨大翼构成。外侧壁把眼眶和充满颞肌的颞窝隔开，其后部有一微小骨质突起，称外直肌棘，为一部分外直肌的起点附着部；前部在颧骨颧面也有一骨性隆起，称眶外侧结节，有外直肌节制韧带、眼球悬韧带、睑外侧韧带和上睑提肌肌腱的外侧部分附着。上颌窦的病变可经颞下窝进入颞窝，并侵犯眶外侧壁。近来，随着颞肌瓣修复术在鼻颅底外科的应用不断增加，这一区域的解剖越来越受到鼻科医生的重视。

2. 眼眶内的孔、管和裂　眼眶壁上有许多孔、裂、缝隙，重要的有以下几处。

（1）视神经管：位于眶尖，由蝶骨小翼上下两根、蝶骨体的外侧和后筛外侧骨壁围绕而成，管中通过视神经及其鞘膜、眼动脉和交感神经。视神经管有两口四壁：两口即颅口和眶口，四壁即内壁、外壁、上壁、下壁。视神经管眶口呈垂直卵圆形，中部呈圆形，颅口呈水平卵圆形。四壁骨质厚度以外侧壁最厚，内侧壁最薄。内壁中眶口处最厚，颅口其次，管中部最薄。由于视神经管的这些形态学特点，故磨除内侧壁骨壁对视神经管进行减压具有手术操作简便、减压充分的优点。视神经管在蝶窦或筛窦外侧壁上形成向窦腔内的隆起，即视神经管隆突。颈内动脉隆突与视神经隆突之间的凹陷为视神经颈动脉隐窝，是经鼻视神经管减压术中寻找视神经的重要解剖标志。

视神经为特殊躯体感觉神经，传导视觉冲动，其纤维始于视网膜的节细胞。节细胞的轴突于视网膜后部汇成视神经盘后穿过巩膜，构成视神经。视神经于眶内行向后内，经视神经管入颅中窝，连于视交叉，再经视束止于外侧膝状体，传导视觉冲动。视神经外包有三层被膜，分别与相应的三层脑膜相延续。因此蛛网膜下隙也随之延伸到视神经周围，故在颅内压增高时，常出现视盘水肿等症状。视神经分为四部分：球内段、眶内段、管内段、颅内段。

（2）眶上裂：为眶顶与眶外侧壁交界处，蝶骨大、小翼之间的斜形裂隙。眶上裂可分两部分：其外侧段窄，内侧段宽，以蝶骨小翼后根与视神经管眶口相隔。由此使颅中窝与眼眶相通。眶上裂的后端与眶下裂相汇合。第Ⅲ、Ⅳ、Ⅵ对脑神经及第Ⅴ对脑神经的眼支、眼上静脉、脑膜中动脉的眶支和交感神经等穿过眶上裂。后组鼻窦的炎症有时可波及眼眶，引起眶内炎性并发症，如球后视神经炎、视盘炎等；个别严重者及蝶、筛窦癌等可同时累及视神经孔及眶上裂处的诸神经，出现第Ⅱ～Ⅵ对脑神经的麻痹症状，如眼球固定、瞳孔散大、角膜反射消失等，称眶尖综合征。

（3）眶下裂：位于眶下壁与外侧壁之间，起自视神经孔的下外方、眶上裂内侧端的附近，由后向前行，其前端距眶下缘 15～20mm 的骨性裂隙。其间通过的血管神经：①三叉神经的上颌支；②眶下动脉、静脉；③颧神经；④蝶腭神经节分支；⑤至翼腭丛的眼下静脉分支。

（4）筛前孔和筛后孔：位于眶内侧壁额筛缝上，有相应的血管穿过。眼动脉经视神经孔进入眼眶后，又分为筛前动脉和筛后动脉。筛前动脉经眶内侧壁的筛前孔进入前颅底，经眶颅管横跨筛窦顶部前行，相当于筛泡基板的上方，在筛板鸡冠前方出颅，进入前鼻腔。主要供应鼻腔前外侧壁、鼻中隔上部、额窦和前组筛窦。如果是在鼻内镜手术中或者是外伤损伤，会引起明显的鼻出血，或者是眶内血肿。筛前、后孔与视神经管眶口在一条直线上。如有筛中孔时，则筛中孔也在该直线上。

3. 泪囊 位于泪骨和上颌骨额突所构成的泪囊窝内前下方的囊状结构，为整个泪道的最膨大部分。泪囊上端是盲端，高于内眦，下部移行为鼻泪管。泪囊和鼻泪管贴敷于泪囊窝和骨性鼻泪管的骨膜。泪囊的前方有眼睑内侧韧带和眼轮匝肌眼睑部的纤维横过，眼轮匝肌还有少量肌束跨过泪囊的深面。眼轮匝肌收缩时，牵引眼睑内侧韧带可以扩大泪囊，使泪囊内产生负压，促使眼泪流出泪囊。

在经鼻内镜下行泪囊鼻腔吻合术中，首先要确定泪囊隆起的位置。泪囊隆起位于鼻腔外侧壁，由上颌骨额突构成。内镜下定位泪囊的顶位于中鼻甲腋前方 8～10mm 处。通过上泪点或下泪点插入光纤可顺利进入泪小管和泪囊。

4. 眼肌 分为眼外肌和眼内肌。眼外肌有外直肌、内直肌、上直肌、下直肌、上斜肌、下斜肌、上睑提肌、米勒肌。眼内肌有瞳孔括约肌、瞳孔开大肌和睫状肌。第Ⅲ对脑神经，即动眼神经，支配眼内肌、上睑提肌、上直肌、下直肌、下斜肌。第Ⅳ对脑神经，即滑车神经，支配上斜肌；第Ⅵ对脑神经，即展神经，支配外直肌。

控制眼球运动的眼肌包括 4 条眼直肌（上直肌、下直肌、内直肌、外直肌）和两根斜肌（上斜肌、下斜肌）。四条眼直肌的后端附着于总腱环（Zinn 环），并包绕视神经管的上缘、内缘和下缘，穿过眶上裂继续附着于蝶骨大翼结节。直肌向前延伸，其肌腱附着于巩膜。上斜肌紧邻眶壁上内侧，起自蝶骨体，向上内侧延伸至视神经管，向前延伸并形成圆腱，穿过纤维软骨和滑车神经包绕的滑膜鞘。其中滑车神经走行于额骨形成的滑车窝。上斜肌肌腱向前附着于眼球背后侧的巩膜。下斜肌起自上颌骨的眶面泪沟外侧，止于眼球外侧赤道后方巩膜上，为最短的眼外肌。下斜肌始部肌肉呈卵圆形，其后逐渐加宽，中段在下直肌之下与下直肌交叉，向外伸展至眼球赤道部后面附着于眼球后极部的外侧。

内直肌，特别是内直肌后端紧邻眶内侧壁，在复杂的后组筛窦手术中，极易受到损伤。眶纸板极薄，而且存在自然裂孔的可能。因此，这是一个脆弱的解剖屏障，疾病容易通过眶纸板迁移，手术也容易跨过眶纸板侵入眼眶。但是，眶骨膜对疾病的转移有一定的抵抗能力。

三、手术要点

　　眶尖肿瘤通常紧邻多个重要的神经和血管。以往采用传统的外侧或眶内侧径路手术时，显露肿瘤的路径狭长，手术术野有限，操作空间狭小，可能导致新的功能障碍。如果眶内肿瘤位于肌锥外，鼻内镜下切除眶内肿瘤是可行且安全的。然而，如果肿瘤位于肌锥内，内直肌、下直肌、上斜肌等的处理成为手术的关键步骤。拉钩牵开内直肌，压迫眼球有助于肿物脱出眼眶。鼻科医生可使用脑棉或纱条推压眶脂肪和眶内肌肉，以显露和剥离肿瘤。切除肿瘤后再以筛骨垂直板或钛网等重建眶壁。在手术操作中需要特别注意保护视神经，尤其是对于术前视力较好的患者。

　　当恶性肿瘤侵犯眶骨膜、眶内软组织和颞下窝时，不应过分强调单纯选择经鼻内镜入路。治疗方法和顺序应根据病变范围、性质、肿瘤恶性度、与周围组织的毗邻关系、外科技术成熟程度、患者对外观的要求、放疗技术和设备、肿瘤对放化疗的敏感性等因素进行选择。一旦恶性肿瘤侵犯眶骨膜或眶内软组织，传统的眼科处理原则要求进行眶内容物的全切，选择鼻内镜手术应该非常慎重。然而，随着放化疗治疗和生物靶向治疗的进展，在基本切除肿瘤的基础上，尽可能保留眶内容物和视功能也成为一个可考虑的方案。经鼻内镜入路为外科医生提供了进入眼眶的潜在空间，在特定眼眶肿瘤切除病例中可用作唯一或辅助入路，提供额外的显露、照明和放大。

四、解剖要点（图 3-4-1 ～ 图 3-4-8）

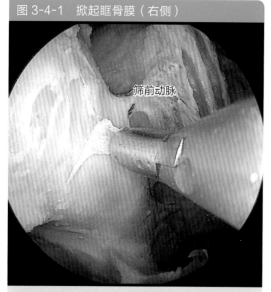

图 3-4-1　掀起眶骨膜（右侧）

筛前动脉

眶骨膜又称"眼鞘"，为致密坚韧的纤维膜，呈锥状，包围着眼球和眼肌，其内、外间隙中充填着大量脂肪

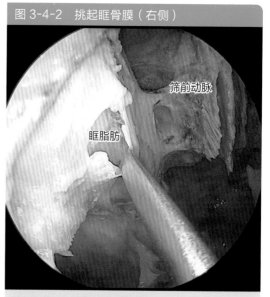

图 3-4-2　挑起眶骨膜（右侧）

筛前动脉

眶脂肪

使用剥离子挑起眶骨膜并分离

图 3-4-3　眶脂肪（右侧）

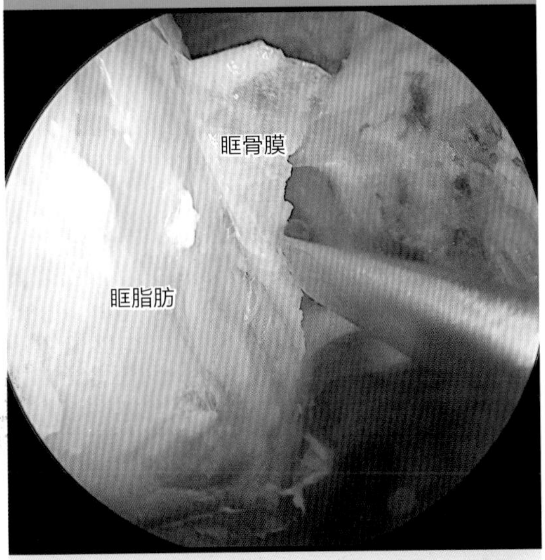

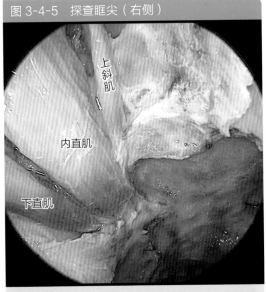

眶骨膜

眶脂肪

眶脂肪填塞于眶腔间隙中，对眼球、视神经、血管、泪腺都有保护作用，起固定、软垫的功能，可减少外力对眼球震动的影响

图 3-4-4　显露眼眶肌肉（右侧）

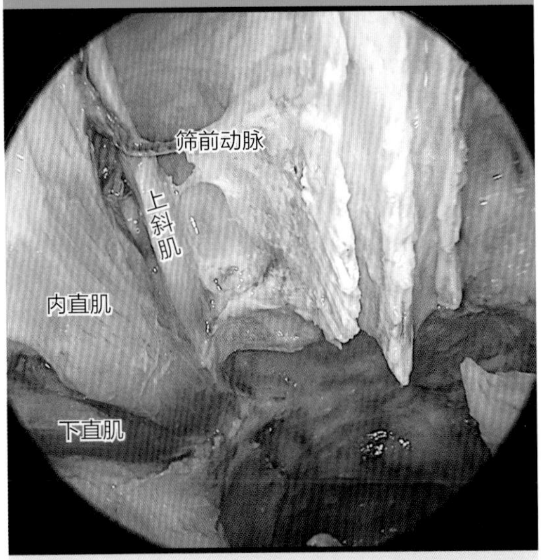

筛前动脉

上斜肌

内直肌

下直肌

清理眶脂肪，显露上斜肌、内直肌和下直肌

图 3-4-5　探查眶尖（右侧）

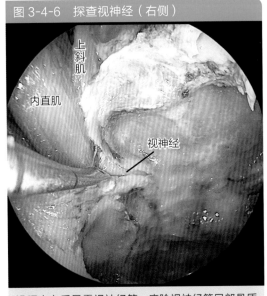

上斜肌

内直肌

下直肌

眶尖是眼部血管、神经和肌肉集中的部位，是眼眶与颅脑直接相通的地方。该处有两个重要结构，其一为眶上裂，其二为视神经孔

图 3-4-6　探查视神经（右侧）

上斜肌

内直肌

视神经

沿眶尖向后显露视神经管，磨除视神经管局部骨质后，切开神经鞘膜，可以找到视神经管

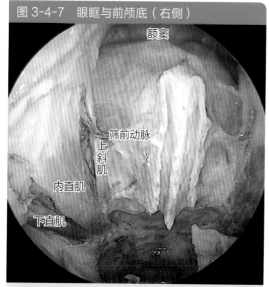

图 3-4-7　眼眶与前颅底（右侧）

额窦

筛前动脉

上斜肌

内直肌

下直肌

眼眶与颅底关系密切，眶顶即颅底的一部分，它将眶内容物与颅前窝和额窦隔开。在眶顶后部，眼眶通过视神经孔和眶上裂与颅内交通

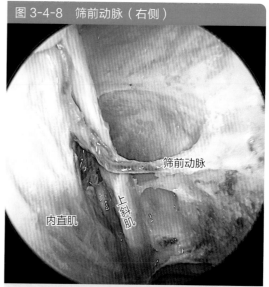

图 3-4-8　筛前动脉（右侧）

筛前动脉

上斜肌

内直肌

筛前动脉经眶内侧壁的筛前孔进入前颅底，经眶颅管横跨筛窦顶部前行，相当于筛泡基板的上方，在筛板鸡冠前方出颅，进入前鼻腔

　　经鼻内镜鼻眼相关手术作为鼻外科领域的一项富有挑战性的新技术，其相关经验多由耳鼻咽喉头颈外科医生所介绍。近年来，眼科医生逐渐开始学习和掌握经鼻内镜操作技术。然而，在处理这类疾病时，单一学科难以完成充分的治疗。治疗涉及鼻科、眼科、神经内科、神经外科及影像科等多个学科的知识。为了更好地理解、研究和治疗这类疾病，诊治过程中应引入整合医学的概念，倡导多学科的合作。

参考文献

[1] 中华医学会眼科学分会神经眼科学组.我国外伤性视神经病变内镜下经鼻视神经管减压术专家共识(2016 年)[J]. 中华眼科杂志 , 2016, 52(12): 889-893.
[2] 杨钦泰，张革化，刘贤，等 .103 眼外伤性视神经病手术治疗效果及预后影响因素分析 [J]. 中华神经医学杂志 , 2012, 11(9): 948-953.
[3] 李娜，张念凯，田英，等 . 鼻内镜下视神经减压术治疗外伤性视神经病 72 例 [J]. 中华耳鼻咽喉头颈外科杂志 , 2006, 41(3): 181-183.

第四章

鞍区、海绵窦和鞍上区

第一节 鞍区解剖

一、概述

功能性内镜鼻窦手术（functional endoscopic sinus surgery，FESS）的发展和内镜器械的改进，扩大了经鼻内镜手术的应用范围，如中线颅底和旁中线颅底手术。经鼻内镜进行鞍区和鞍旁区手术是常见的内镜下扩大经鼻入路（expanded endonasal approaches，EEA）。蝶鞍前缘为蝶骨小翼发出的鞍结节和前床突，后缘为鞍背。鞍背顶部轻度扩展形成后床突，构成斜坡的上界。鞍底即为蝶窦顶壁，蝶窦可部分气化也可完全气化。颈内动脉海绵窦段位于垂体窝外侧下方的骨性浅沟即颈动脉沟内。鞍区占位以良性肿瘤较多见，最常见的是垂体瘤，其他还有脑膜瘤、颅咽管瘤，也有恶性的胶质瘤等。熟悉鞍区解剖是成功开展经鼻内镜鞍区肿瘤手术的关键。

二、鞍区相关解剖

蝶骨位于颅底的中心，代表这个区域的支点与颅前窝和颅中窝的边界点。蝶鞍是包含在蝶骨前、后床突之间的骨质凹陷。它代表颅中窝的中央部分，包含脑垂体。在蝶鞍的侧面，沿着蝶骨体和大翼之间的融合线，有供颈内动脉的鞍旁部分通过的颈动脉沟。鞍旁区包括蝶鞍周围的所有结构：顶部的鞍上区，侧面的两个海绵窦，底部的斜坡区。

垂体由两部分组成：①腺垂体（前叶），约占整个腺体体积的70%；②神经垂体（后叶）。垂体包膜是位于垂体和硬脑膜之间的致密纤维性包膜，覆盖整个垂体表面。垂体完全被硬脑膜所包围，即垂体前壁、下壁和后壁被双层硬脑膜所包围，而垂体上壁和侧壁仅被单层硬脑膜所覆盖，对肿瘤生长的抵抗力较低。上壁形成一个不可伸展的横膈膜，称为鞍膈，其周围厚，中间薄，垂体柄穿过鞍膈中部。蝶鞍的两层硬脑膜向前与蝶骨平台和颅前窝的硬脑膜相连；向后与鞍背和斜坡的硬脑膜相连；向两侧两层硬脑膜发生分离：外侧硬脑膜（骨膜层）继续向侧方延伸，形成海绵窦前壁，而内侧硬脑膜（脑膜层）仍与腺体相连，并向后朝后床突和鞍背延伸，形成海绵窦的内侧壁。因此，海绵窦的两个壁（前壁和内侧壁）都由单层硬脑膜组成。蛛网膜位于鞍膈的正上方，因此蝶鞍内通常没有脑脊液。

垂体呈椭圆形，位于蝶鞍内，借漏斗连于下丘脑。垂体具有复杂而重要的内分泌功能，根据其发生和结构特点可分为腺垂体和神经垂体两大部分。腺垂体包括垂体前叶和中间部，分泌 6 种具有明显生理活性的激素，即生长激素（GH）、泌乳素（PRL）、促肾上腺皮质激素（ACTH）、促甲状腺素（TSH）、卵泡刺激素（FSH）、黄体生成素（LII），进而作用于靶腺（甲状腺、肾上腺和性腺等），组成"下丘脑 - 垂体 - 靶腺"系统。神经垂体包括后叶、正中隆起、漏斗柄三个部分，神经垂体是神经起源的，由神经元轴突和神经末梢组成，神经元的细胞体位于下丘脑视上核、室旁核和支持组织中，上述下丘脑细胞核分泌两种激素：抗利尿激素（ADH）和缩宫素，储存于垂体后叶。

三、鞍区肿瘤

鞍区肿瘤主要有垂体瘤、颅咽管瘤和鞍区脑膜瘤等。

（1）垂体瘤：是成人鞍区比较常见的肿瘤，由于周围神经受压和对垂体的影响，临床症状主要为内分泌症状和神经受压症状。

（2）颅咽管瘤：是儿童比较常见的先天性肿瘤，大多数肿瘤位于视交叉的下部，难以切除，术后并发症多，多数患者可以通过完全切除治愈。

（3）鞍区脑膜瘤：主要包括鞍上脑膜瘤和蝶骨嵴脑膜瘤，由于肿瘤血供丰富，紧贴颅底硬脑膜，易包裹颈内动脉和视神经。

四、解剖要点（图 4-1-1 ～ 图 4-1-16）

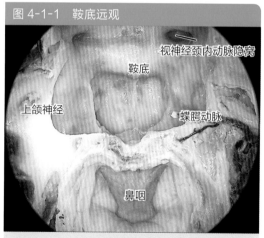

蝶鞍区是指颅中窝中央部的蝶鞍及其周围区域，前界为前床突外侧缘和交叉前沟前缘，后界为后床突和鞍背，两侧为颈动脉沟，该区的主要结构：蝶鞍、蝶窦、垂体、海绵窦、鞍周血管和神经等

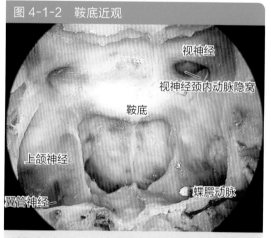

蝶鞍中部下凹，容纳脑垂体，称为垂体窝，垂体窝的底称为鞍底，其下方即为蝶窦

图 4-1-3　蝶窦右侧壁

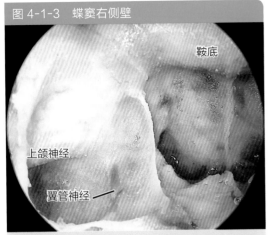

蝶窦气化好，可见右侧上颌神经隆起及裸露的翼管神经

图 4-1-4　蝶窦左侧壁

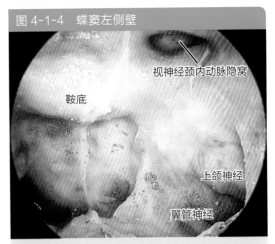

蝶窦气化好，可见左侧上颌神经隆起及裸露的翼管神经、视神经颈内动脉隐窝

图 4-1-5　磨除鞍底 1

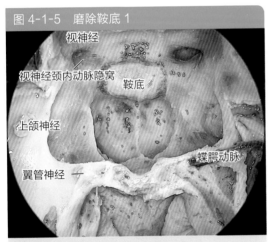

磨钻沿鞍底周边打磨，拟去除鞍底骨质

图 4-1-6　磨除鞍底 2

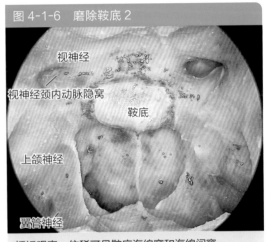

抵近观察，依稀可见鞍底海绵窦和海绵间窦

图 4-1-7　去除鞍底骨质

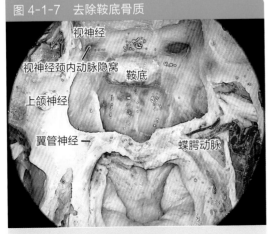

去除鞍底骨质，显露鞍区硬脑膜

图 4-1-8　鞍区硬脑膜

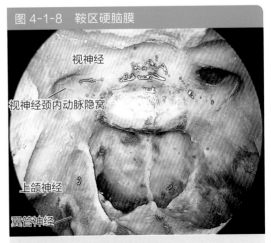

抵近观察，鞍区硬脑膜的骨膜层

图 4-1-9　切开骨膜层硬脑膜

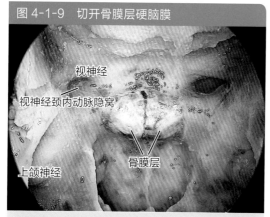

硬脑膜是一厚而坚韧的双层膜，外层是颅骨内面的骨膜层硬脑膜，内侧是脑膜层硬脑膜

图 4-1-10　掀起骨膜层硬脑膜

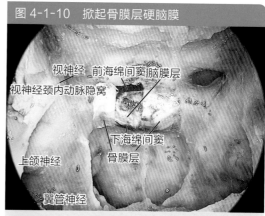

掀起骨膜层硬脑膜，见其下的脑膜层硬脑膜和海绵间窦。海绵间窦为颅底左、右两侧海绵窦间相交通的静脉窦，走行于蝶鞍周边硬膜的骨膜层与脑膜层之间，包括前海绵间窦、后海绵间窦及下海绵间窦

图 4-1-11　海绵间窦

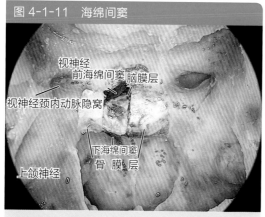

挑起前海绵间窦和下海绵间窦，可以清晰显示海绵间窦位于两层硬脑膜之间

图 4-1-12　掀起脑膜层硬脑膜

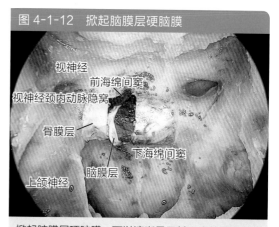

掀起脑膜层硬脑膜，可以清晰显示其下方的垂体

图 4-1-13　垂体

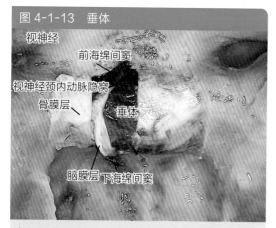

抵近观察，可见垂体位于两侧硬脑膜的后方

图 4-1-14　掀起垂体包膜

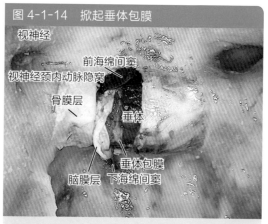

垂体腺被垂体包膜包围，垂体包膜由密集的纤维组织和 Ⅰ～Ⅴ 型胶原纤维组成。胶原类型在整个包膜中不均匀，包膜的厚度变化很大

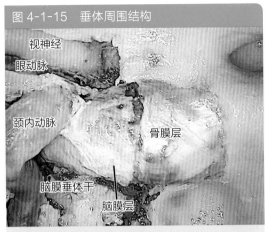

图 4-1-15　垂体周围结构

视神经
眼动脉
颈内动脉
骨膜层
脑膜垂体干
脑膜层

垂体正上方为视神经、视交叉。垂体瘤较大时易挤压相邻的视神经、视交叉，就会出现视力下降，视野缺损，严重者可引起失明

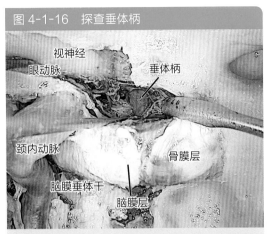

图 4-1-16　探查垂体柄

视神经
眼动脉
垂体柄
颈内动脉
骨膜层
脑膜垂体干
脑膜层

垂体柄连接下丘脑和垂体，是下丘脑通过神经和血管途径调节脑垂体前、后叶激素的分泌和释放的重要枢纽

第二节　海绵窦解剖

一、概述

　　海绵窦是两层硬膜构成的窦样间隙，左右各一。海绵窦静脉系统非常复杂，其静脉属支较多，主要引流眶部、颅底、大脑、垂体等静脉血液，引流至岩下窦、岩上窦和翼静脉丛等。每侧海绵窦前起眶上裂的内侧端，向后达颞骨岩部尖端。在横切面上，海绵窦略呈尖端向下的三角形。上壁向内与鞍膈相移行；内侧壁在上部与垂体囊相融合，下部以薄骨板与蝶窦相隔；外侧壁较厚，又分为内外两层，内层疏松，外层厚韧。

　　海绵窦是颅底病变常侵犯的部位之一，由于海绵窦区有重要的血管和神经结构，该区病变的外科手术进展较慢，临床上一直把海绵窦视为神经外科手术的危险区域。近年来，随着显微镜颅底外科和鼻内镜颅底外科的发展，海绵窦区病变的直接手术得以开展。

二、海绵窦解剖

　　关于海绵窦有多少个壁，不同学者有不同的意见。有的学者将海绵窦分为 4 个壁[1]，而有的则分为 5 个壁[2-4]或 6 个壁[5]。

　　Chung 等将海绵窦描述成 6 个壁[5]：

　　前壁：位于眶上裂的后方，外层硬脑膜（骨膜层）向侧方延续形成海绵窦的前壁。

　　后壁：位于鞍背和上斜坡的后面，与基底静脉丛共享此壁，展神经通过后壁进入海绵窦。

　　内侧壁：由硬脑膜的脑膜层组成，紧邻垂体。

　　外侧壁：自眶上裂延伸至岩尖。动眼神经、滑车神经沿外侧壁的上部走行，Meckel

腔位于海绵窦的下后方。

顶壁：海绵窦的顶由位于前方的前床突（前床突三角）下缘的硬膜、前后床突与岩尖及动眼神经三角之间的硬膜形成。

底壁：紧邻破裂孔，颈内动脉海绵窦段起始于岩舌韧带的上表面，是颈内动脉破裂孔段的延续。

Campero 等[1]将海绵窦描述成 4 个壁，分别为内侧壁、外侧壁、顶壁和后侧壁，其中内侧壁和外侧壁向前在眶上裂处汇合（因此没有前壁），同时内侧壁和外侧壁向下在颈动脉沟下缘汇合（因此没有下壁）。

海绵窦内有颈内动脉和一些脑神经通过，其外侧壁与第Ⅲ～Ⅵ对脑神经的行程关系密切，在临床上颇为重要。在前床突和后床突之间的海绵窦外侧壁的内层中，由上而下依次排列着动眼神经、滑车神经、眼神经。海绵窦腔内有颈内动脉和展神经通过，颈内动脉在窦内上升并折转向前，展神经位于颈内动脉和眼神经之间，或在窦的外侧壁内。在后床突之后，外侧壁内只有滑车神经（居上）和眼神经（居下）。

引流至海绵窦的静脉包括眼上静脉，部分或全部眼下静脉，大脑中静脉、大脑半球额叶眶面静脉和蝶顶窦（伴随脑膜中动脉）。海绵窦内的血流方向，主要是向后经岩上窦、岩下窦分别汇入乙状窦或横窦和颈内静脉。海绵窦与颅内、外静脉的交通十分广泛。向前经眼上静脉、内眦静脉与面静脉相交通；经眼下静脉与面深部的翼静脉丛相交通。向上经大脑中静脉与上矢状窦、横窦相交通。向后经岩上窦与乙状窦或横窦相交通，经岩下窦与乙状窦或颈内静脉相交通。向下经卵圆孔、破裂孔等处的导静脉与翼静脉丛相交通。海绵窦与邻近的硬脑膜窦及颅外静脉广泛交通，在侧支循环方面有重要意义，是在面部感染时可能诱发颅内感染的解剖学基础，也是颈动脉海绵窦瘘时静脉回流的解剖学基础。

颈内动脉穿经海绵窦，但颈内动脉壁并非直接被浸泡在海绵窦的血液内，而是借窦内被覆着内皮细胞的结缔组织相隔开。但若发生颅底骨折，致使窦壁及其内的颈内动脉破裂并相沟通，就会导致颈内动脉内的动脉血液与窦内的静脉血液相混，形成动静脉瘘。同时，由于眼静脉注入海绵窦，而眼静脉内没有静脉瓣，致使患侧眼静脉扩张、眼球前突且随动脉搏动而搏动。患者主观感觉颅内有杂音，于患侧眼球或颞部听诊时可闻及搏动性杂音，若压迫患侧颈总动脉，大多可使搏动停止，杂音消失。

三、海绵窦病变的临床特征

海绵窦占位可导致海绵窦综合征，又称 Foix 综合征、岩蝶综合征或破裂孔综合征。常见颅底肿瘤直接侵及或由咽旁肿瘤沿咽旁颅底筋膜扩展至岩蝶区的破裂孔、颞骨岩尖、卵圆孔、圆孔和蝶骨旁的海绵窦，可出现第Ⅱ～Ⅵ对脑神经受累时的表现。临床上首先受累的多为第Ⅵ对脑神经（展神经），然后依次为第 V3、V2、V1、Ⅲ、Ⅳ对脑神经。主要表现为瞳孔散大、光反射消失、上睑下垂、复视、眼球各方运动受限或固定、三叉神经第 1、2 支分布区痛觉减退、角膜反射消失等。

四、解剖要点（图 4-2-1 ～ 图 4-2-14）

　　图中脑神经缩写：Ⅰ：嗅神经；Ⅱ：视神经；Ⅲ：动眼神经；Ⅳ：滑车神经；Ⅴ：三叉神经；Ⅴ1：眼神经；Ⅴ2：上颌神经；Ⅴ3：下颌神经；Ⅵ：展神经；Ⅶ：面神经；Ⅷ：前庭蜗神经；Ⅸ：舌咽神经；Ⅹ：迷走神经；Ⅺ：副神经；Ⅻ：舌下神经。

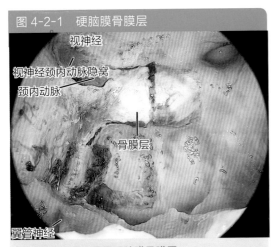

图 4-2-1　硬脑膜骨膜层

去除鞍底骨质，显露硬脑膜骨膜层

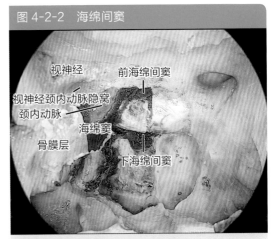

图 4-2-2　海绵间窦

掀起右侧硬脑膜骨膜层，显露脑膜层，并可见位于两层间的前、下海绵间窦及海绵窦

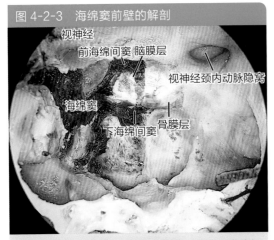

图 4-2-3　海绵窦前壁的解剖

海绵窦前壁外侧为眶上裂的内侧部，海绵窦借此与眶内相联系。海绵窦前壁内侧毗邻蝶窦或过度气化的后组筛窦

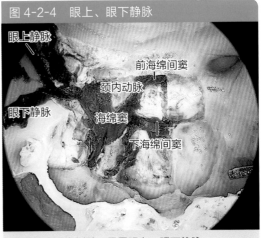

图 4-2-4　眼上、眼下静脉

去除部分眶内侧壁，显露眼上、眼下静脉

图 4-2-5　眼的静脉

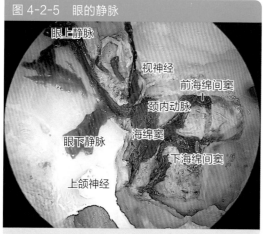

眼的静脉主要有视网膜中央静脉、涡静脉、睫状前静脉、眼上静脉和眼下静脉等

图 4-2-6　硬脑膜脑膜层

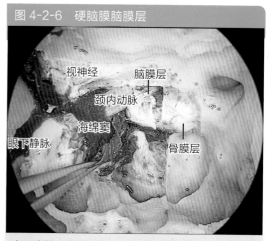

向下牵拉上海绵间窦，显露硬脑膜脑膜层

图 4-2-7　海绵窦内侧壁

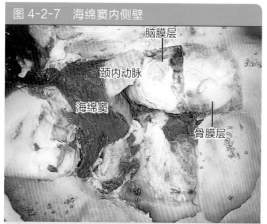

海绵窦内侧壁构成垂体窝的外侧界，将垂体与颈内动脉海绵窦段和静脉通路分开

图 4-2-8　鞍膈

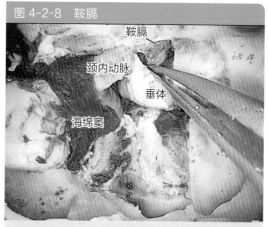

轻压垂体上方，显露位于蝶鞍上方的硬脑膜即鞍膈

图 4-2-9　脑膜垂体干（右侧）

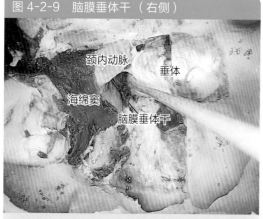

脑膜垂体干多起自颈内动脉海绵窦段后膝外侧缘中下 1/3 处，脑膜垂体干发出 3 个分支：①垂体下动脉；②脑膜背侧动脉；③小脑幕动脉

图 4-2-10　下外侧干（右侧）

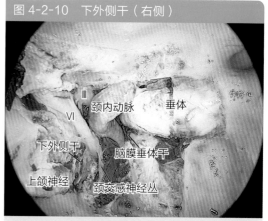

下外侧干起自颈内动脉海绵窦段水平段中部的下外侧，90% 在滑车神经上方走行，在发出上支后，向前下走行发出前支和后支

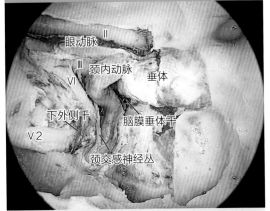

图 4-2-11　去除海绵窦内灌注的蓝色胶

清理海绵窦，显露动眼神经（Ⅲ）、上颌神经（Ⅴ2）、展神经（Ⅵ）

图 4-2-12　内移颈内动脉

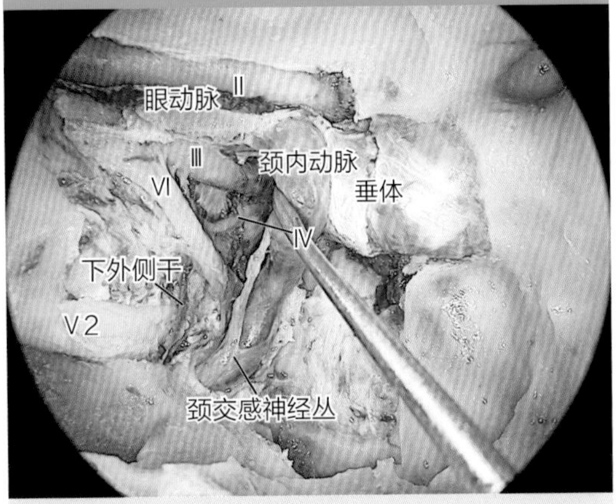

内移颈内动脉，显露滑车神经（Ⅳ）

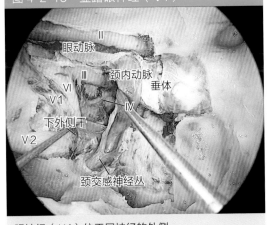

图 4-2-13　显露眼神经（Ⅴ1）

眼神经（Ⅴ1）位于展神经的外侧

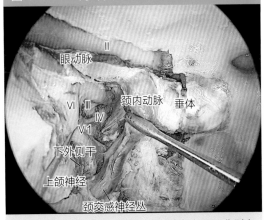

图 4-2-14　海绵窦外侧壁

海绵窦外侧壁和颞叶相邻，外侧壁自上而下分别有动眼神经（Ⅲ）、滑车神经（Ⅳ）、眼神经（Ⅴ1）。海绵窦内有颈内动脉及展神经通过

第三节　鞍上区解剖

一、概述

　　鞍上区从鞍膈上方延伸至第三脑室底，包含垂体柄、视交叉、视神经和 Willis 环等结构。它靠近第三脑室、下丘脑、灰结节和乳头体。该区域较常见的病变：垂体瘤的鞍上延伸、颅咽管瘤、下丘脑或视交叉神经胶质瘤、错构瘤、生殖细胞瘤、皮样和表皮样肿瘤。熟悉鞍上区的解剖是成功完成鞍上区手术的关键。

二、鞍上区解剖

鞍上区从鞍膈上方延伸至第三脑室底，包含垂体柄、视交叉、视神经和 Willis 环等结构。

垂体柄：它是一个垂直定向的结构，将垂体连接到大脑，底部较薄，顶部较厚。在胚胎学上，它也来源于 Rathke 裂上皮，因此可能出现在垂体中的病变也可能出现在柄部。在儿童中可发生的有生殖细胞瘤和嗜酸性肉芽肿。在成人中，垂体柄可出现转移瘤，偶尔也可出现淋巴瘤。垂体的血供：两侧颈内动脉眼动脉段发出垂体上动脉经视交叉下面走向后内方，止于垂体柄中上部，分支进入垂体柄和正中隆起，相互吻合并进一步分支，形成毛细血管网（初级门静脉系统），与神经末梢密切接触，再向下汇集成数支长门静脉，沿垂体柄下行进入腺垂体远侧部，形成次级微血管网（次级门静脉系统），供应腺垂体细胞。腺垂体远侧部的毛细血管汇集成小静脉汇入垂体周围的海绵窦。垂体门脉系统是下丘脑释放腺垂体远侧部调节激素的途径。颈内动脉脑膜垂体干发出的垂体下动脉，部分直接供应神经垂体，部分向上汇集成多支短门静脉与次级微血管丛吻合。此外，少数后交通动脉发出细小的漏斗动脉至垂体柄，少数眼动脉发出视交叉前动脉参与垂体柄供血。综上所述，垂体前、后叶的血管来源不同：前者由门静脉系统供血，而后者由动脉直接供血；二者增强扫描时出现强化的时间顺序不同，前者要迟于后者。

视交叉、视神经：视神经起源于镰状韧带下的视神经管和前床突的内侧，并向视交叉的后部、上部和内侧方向伸展。在交叉后，视神经束继续在后外侧方向。从手术角度看，正常交叉覆盖于鞍膈和垂体，前、后交叉覆盖于鞍结节和鞍背。颈动脉从海绵状窦中出来，在视神经的下方和稍外侧，继续走行于视交叉的后方，并分出大脑前动脉和大脑中动脉。然后，大脑前动脉在视神经的前面和后面到达大脑纵裂，通过前交通动脉与对面的大脑前动脉连接。眼动脉、后交通动脉和脉络膜前动脉也位于鞍上区，依次起源于颈内动脉。Willis 环的后半部和基底动脉进入脑后动脉的分叉位于第三脑室底下的鞍上区后半部。

Willis 环：也称大脑动脉环，是一个位于大脑底部的血管结构，主要作用是输送血液并为大脑提供必要的营养。它由多个动脉及其分支组成，形成一个闭合的血管系统：前循环（包括前交通动脉和大脑前动脉）、后循环（包括基底动脉和后交通动脉）、侧循环（包括大脑中动脉及其他与其相关的细小分支组成）。

下丘脑：在解剖学上，下丘脑形成第三脑室的侧壁和底部。最常见的病变是神经胶质瘤，儿童多见错构瘤、生殖细胞瘤和嗜酸性肉芽肿。

第三脑室：位于两间脑之间的矢状窄裂，前部向前以室间孔与左右侧脑室相通，向后以中脑水管与第四脑室相通。第三脑室分为顶、底、前、后壁和两侧壁。顶：由紧张于丘脑带间的室管膜和覆盖其上的软脑膜连合而成，称此部软膜为第三脑室脉络组织，其中有两条脉络丛突入第三脑室。第三脑室脉络丛向前，到室间孔移行于左右侧脑室脉络丛。底：斜向前下方，主要由下丘脑组成。室腔向下，延伸入漏斗，形成漏斗隐窝。前壁：下部由终板构成，上部由穹窿柱和前连合构成。前壁与顶壁连接处的后方有室间孔。后壁：由松果体和后连合构成。侧壁：上部由丘脑内侧面前 2/3 构成，下部由下丘脑构成，两侧壁之间有中间块相连接。

三、鞍上区病变

鞍上区常见的病变：①颅咽管瘤；②垂体瘤的鞍上延伸；③下丘脑或视交叉神经胶质瘤；④鞍上生殖细胞瘤；⑤皮样和表皮样肿瘤等。

（1）颅咽管瘤：是多发于鞍上区并累及下丘脑的良性肿瘤，手术全切肿瘤后可达到治愈。但由于肿瘤发生的位置涉及重要的神经结构，手术全切困难，全切术后并发症多，使颅咽管瘤的手术治疗成为神经外科的世界性难题。内镜和显微神经外科技术的应用及发展，使很大部分颅咽管瘤的全切成为可能，与垂体瘤不同，颅咽管瘤与周围的神经、血管多有明显的粘连，来源于前交通动脉、后交通动脉及大脑后动脉的穿支血管及供应视路、基底节的很多血管，穿越或围绕肿瘤。这在某种程度上限制了外科操作，降低了肿瘤全切除率。另外，颅咽管瘤与垂体柄、下丘脑关系密切，损伤后可能导致严重的并发症。

（2）垂体瘤的鞍上延伸：垂体瘤向鞍上生长压迫视神经系统，包括视交叉、视神经和视束，由于解剖关系，以视交叉前端受压最常见。视交叉前端纤维支配双鼻侧视网膜神经纤维，导致双颞侧偏盲。垂体瘤向后上方生长产生的压迫症状少见，且多伴有脑干受压迫。当视交叉位置靠后，肿瘤向上生长可以压迫一侧或双侧视神经，引起视神经萎缩、视力减退。在阻塞性脑水肿患者，眼底检查可见视盘水肿，此为视网膜静脉回流受阻所致。

（3）下丘脑或视交叉神经胶质瘤：胶质瘤起源于下丘脑或视交叉。由于发生于视交叉的胶质瘤可向丘脑生长，而下视丘的胶质瘤也可向视交叉蔓延，当发现时这些肿瘤通常较大，很难确定来源是下丘脑还是视交叉。大的肿瘤完全填塞鞍上池。

（4）鞍上生殖细胞瘤：以儿童多见，临床表现取决于肿瘤所在的部位，常见松果体区症状、颅内压增高、局部症状和性发育异常，肿瘤如在鞍区可出现尿崩等症状。

（5）皮样和表皮样肿瘤：皮样囊肿通常位于鞍区、鞍旁、额鼻区等中线部位，约20% 有钙化。表皮样囊肿也称为胆脂瘤或珍珠瘤，是由神经管闭合期间外胚层细胞移行异常所致。

四、解剖要点（图4-3-1～图4-3-12）

图中脑神经缩写：Ⅰ：嗅神经；Ⅱ：视神经；Ⅲ：动眼神经；Ⅳ：滑车神经；Ⅴ：三叉神经；Ⅴ1：眼神经；Ⅴ2：上颌神经；Ⅴ3：下颌神经；Ⅵ：展神经；Ⅶ：面神经；Ⅷ：前庭蜗神经；Ⅸ：舌咽神经；Ⅹ：迷走神经；Ⅺ：副神经；Ⅻ：舌下神经。

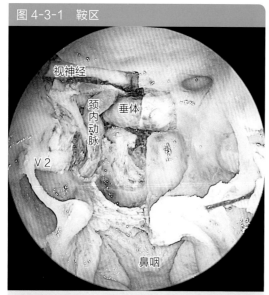

图4-3-1 鞍区

鞍区可细分为鞍内、鞍上、鞍旁、鞍后及鞍下：鞍内、鞍上多为垂体瘤、颅咽管瘤、生殖细胞瘤等。鞍旁多为脑膜瘤等。鞍后多为脊索瘤等。鞍下多为蝶窦肿瘤

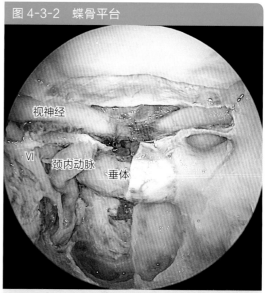

图4-3-2 蝶骨平台

蝶骨平台是蝶骨的筛棘后面的一块扁平的骨板。去除蝶骨平台大部，显露硬脑膜

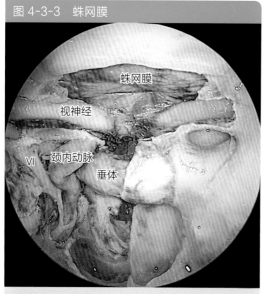

图4-3-3 蛛网膜

蛛网膜位于硬脑膜下，二者间为硬脑膜下腔。蛛网膜菲薄透明，缺乏血管神经，覆盖于脑表面，不进入脑沟，但进入脑裂

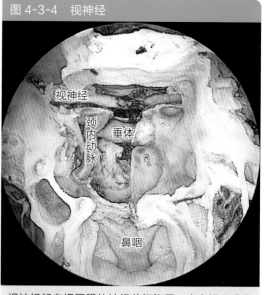

图4-3-4 视神经

视神经起自视网膜的神经节细胞层，来自视网膜鼻侧的纤维，经视交叉后，与对侧眼球视网膜颞侧纤维结合，形成视束

图 4-3-5　视交叉

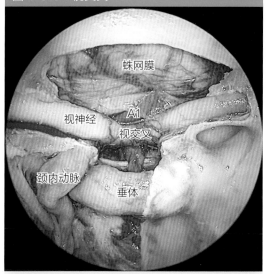

视交叉位于蝶鞍上，故蝶鞍区域组织有病变时，多波及视交叉，可产生不同程度的视野缺损及视力障碍。大脑前动脉从颈内动脉发出后，分成 A1～A5 段。图中显示大脑前动脉 A1 段

图 4-3-6　大脑前动脉 A1 段

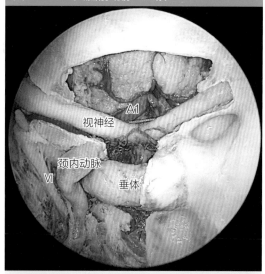

大脑前动脉 A1 段：大脑前动脉从颈内动脉发出，到前交通动脉之间的部分，呈水平走行，又称水平段

图 4-3-7　大脑前动脉 A2 段

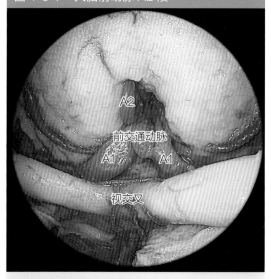

大脑前动脉 A2 段：从前交通动脉发出后，向胼胝体膝部走行的部分，又称垂直段

图 4-3-8　视交叉的血液供应

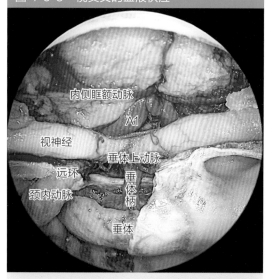

大脑前动脉的分支供给视交叉的前上方；前交通动脉的分支供给视交叉前中部；眼动脉的颅内段分支供给视交叉的前外侧部；视交叉的中段和后下方，有颈内动脉、大脑后动脉和后交通动脉的分支供血

图 4-3-9　垂体上动脉

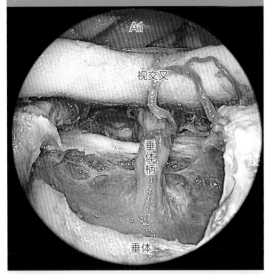

两侧颈内动脉发出垂体上动脉经视交叉下行至垂体柄中上部，分支进入垂体柄和正中隆起，相互吻合并进一步分支，形成初级门静脉系统，然后向下汇集成数支长门静脉，沿垂体柄下行进入腺垂体远侧部，形成次级门静脉系统，供应腺垂体

图 4-3-10　垂体血供

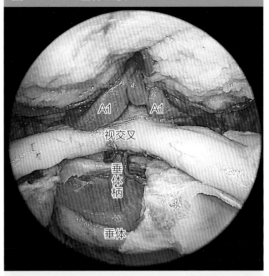

垂体下动脉部分直接供应神经垂体，部分向上汇集成多支短门静脉与次级微血管丛吻合。此外，少数后交通动脉发出细小的漏斗动脉至垂体柄，少数眼动脉发出视交叉前动脉参与垂体柄供血

图 4-3-11　垂体柄

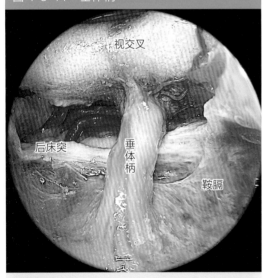

垂体柄是连接下丘脑和垂体的解剖结构，由下丘脑核团神经轴索和血管组成，分为漏斗柄和结节部，垂体柄的功能是输送下丘脑分泌的腺垂体调节激素和神经递质

图 4-3-12　动眼神经

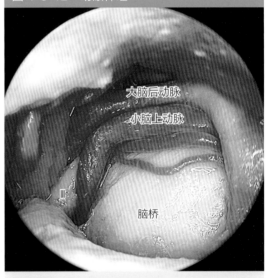

动眼神经（Ⅲ）起自大脑脚之间的脚间窝的外侧壁，走行在大脑后动脉和小脑上动脉之间，向前进入海绵窦顶壁

参考文献

[1] Campero A, Campero A A, Martins C, et al. Surgical anatomy of the dural walls of the cavernous sinus[J]. J Clin Neurosci, 2010, 17(6): 746-750.

[2] Isolan G, Krayenbühl N, de Oliveira E, et al. Microsurgical anatomy of the cavernous sinus: measurements of the triangles in and around it[J]. Skull Base, 2007, 17(6): 357-367.

[3] Marinkovic S, Gibo H, Vucevic R, et al. Anatomy of the cavernous sinus region[J]. J Clin Neurosci, 2001, 8(4): 78-81.

[4] Yasuda A, Campero A, Martins C, et al. Microsurgical anatomy and approaches to the cavernous sinus[J]. Oper Neurosurg, 2005, 56(1): 4-27.

[5] Chung B S, Chung M S, Park J S. Six walls of the cavernous sinus identified by sectioned images and three-dimensional models: anatomic report[J]. World Neurosurg, 2015, 84(2): 337-344.

第五章

翼腭窝和颞下窝

第一节　翼　腭　窝

一、概述

　　翼腭窝是位于颞下窝内侧、眶尖后下方的狭小骨性间隙，由上颌窦后壁、蝶骨体、蝶骨翼突、腭骨及颞下窝围成。上部较宽广，下部逐渐狭窄，移行于翼腭管。翼腭窝通过多个通道与颅底其他部位相通，是感染和肿瘤扩散的重要通道。

二、翼腭窝相关解剖

　　翼腭窝位于颞下窝前内侧，上颌窦后壁（在此处由上颌骨和腭骨构成）与翼突之间，为一狭窄的骨性间隙，前界为上颌骨和腭骨，后界为翼突及蝶骨大翼的前界，顶为蝶骨体下面，内侧壁为腭骨的垂直部。翼腭窝上部较宽，下部渐窄，窝内容物有上颌动脉、上颌神经及蝶腭神经节。翼腭窝向外经翼上颌裂通颞下窝，向内上经蝶腭孔通鼻腔，向前经眶下裂通眼眶，向后上经圆孔通颅中窝，借翼管通破裂孔，向下移行于腭大管和腭小孔通口腔。

　　翼腭窝是经上颌入路至颅底中央区的必经之处，了解该区各结构的解剖形态及毗邻关系，对于指导上颌及颅底手术的实施、提高手术成功率、减少术后并发症具有重要意义。

三、解剖要点（图 5-1-1 ～ 图 5-1-6）

图 5-1-1 上颌窦后壁骨质（右侧）

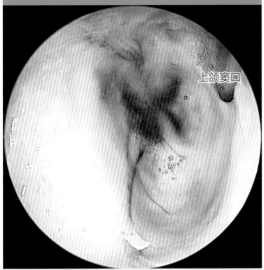

上颌窦口

上颌窦后壁构成翼腭窝的前壁

图 5-1-2 去除上颌窦后壁骨质（右侧）

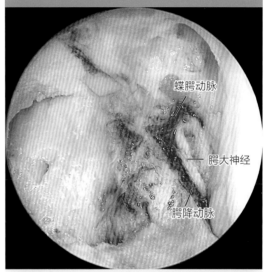

蝶腭动脉

腭大神经

腭降动脉

翼腭窝的内容物分为血管层、神经层和其间的脂肪组织筋膜垫，血管层位于前外侧，神经层位于后内方

图 5-1-3 去除翼腭窝颞下窝脂肪（右侧）

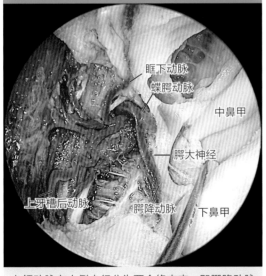

眶下动脉
蝶腭动脉
中鼻甲
腭大神经
上牙槽后动脉
腭降动脉
下鼻甲

上颌动脉向内侧走行分为两个终末支，即腭降动脉和蝶腭动脉

图 5-1-4 双侧翼腭窝

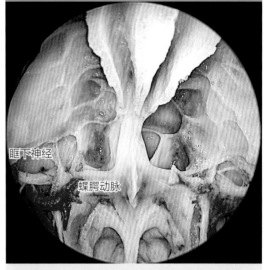

眶下神经
蝶腭动脉

翼腭窝向内经蝶腭孔与鼻腔相通。蝶腭孔多位于上鼻道末端和中鼻甲根部之间

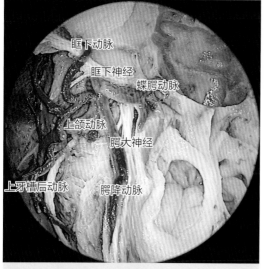

图 5-1-5　上颌动脉（右侧）

眶下动脉
眶下神经
蝶腭动脉
上颌动脉
腭大神经
上牙槽后动脉
腭降动脉

上颌动脉第 1 段在下颌颈的内侧；第 2 段在翼内、外肌之间；第 3 段在翼腭窝内（分出蝶腭动脉、眶下动脉、腭降动脉、上牙槽后动脉等分支）

图 5-1-6　颞下窝（右侧）

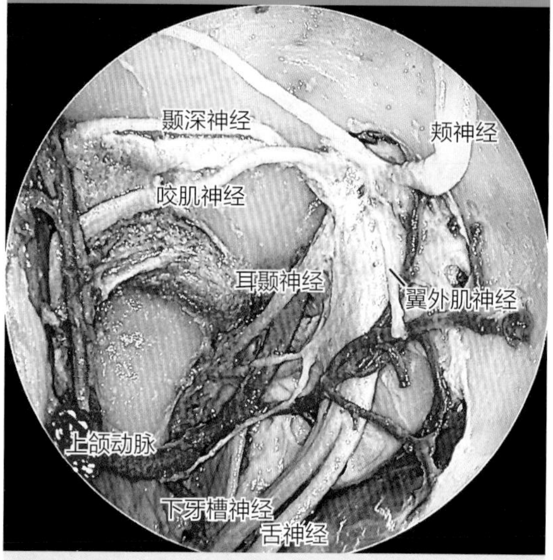

颞深神经
咬肌神经
耳颞神经
上颌动脉
下牙槽神经
舌神经
颊神经
翼外肌神经

去除颞下窝的翼外肌，显露下颌神经。下颌神经分出脑膜支、翼内肌神经、颞深神经、咬肌神经、翼外肌神经、颊神经、耳颞神经、舌神经、下牙槽神经等分支

第二节　颞　下　窝

一、概述

颞下窝是上颌骨体和颧骨后方的不规则间隙，容纳咀嚼肌和血管神经等，向上通颞窝。窝前壁为上颌骨体和颧骨；内壁为翼突外侧板；外壁为下颌支；后下方开放于颈部。此窝向上借卵圆孔和棘孔与颅中窝相通。向前借眶下裂通眶，向内借上颌骨与蝶骨翼突之间的翼上颌裂通翼腭窝。

二、颞下窝相关解剖

颞下窝有顶、前壁、外侧壁和内侧壁，其向后下方开放于颈部，即颞下窝没有解剖学的底。颞下窝的顶约 80% 是由蝶骨大翼的颞下面构成，其余部分由颞骨的颞下面构成，直达颞下颌关节的关节隆起，在深部内侧面到达蝶嵴。颞下窝的顶有卵圆孔和棘孔，颞下窝的前壁由上颌骨的后面构成，向下到达上颌结节，眶下裂是前壁的上界，与翼上颌裂成直角。颞下窝的内侧壁的前部是蝶骨翼突外侧板，更后内侧是咽、腭帆张肌和腭帆提肌。颞下窝内侧壁有翼上颌裂，该裂是颞下窝和翼腭窝的通道。颞下窝的外侧壁由下颌支的内侧面构成。

翼外肌位于颞下窝顶部，翼外肌有上、下两头，上头起于蝶骨大翼的颞下面和颞下嵴；下头起于翼外板的外侧面，纤维行向后外，止于髁突颈部的关节翼肌窝、关节囊和关节盘。

　　翼内肌有深、浅两头，深头起于翼外板的内侧面和腭骨锥突；浅头起于腭骨锥突和上颌结节，与咬肌纤维方向相似，止于下颌角内侧面及翼肌粗隆。

　　上颌动脉是颈外动脉最大的终支，在下颌颈附近起自颈外动脉。上颌动脉按其位置可分为 3 段：第 1 段在下颌颈的内侧；第 2 段在翼内、外肌之间；第 3 段在翼腭窝内。

　　下颌神经是混合性神经，经卵圆孔出颅在颞下窝内即分出许多分支。感觉纤维分布于下颌牙齿及牙龈、口腔底、颊部的黏膜、舌的黏膜及口裂以下的面部皮肤。运动纤维主要分布于咀嚼肌。下颌神经的颊支在翼外肌的两个头之间穿过。翼内肌神经、舌神经和下牙槽神经从翼外肌下缘出现，颞深神经和血管从其上缘出现。翼静脉丛在翼外肌周围环绕并位于其内，在感染的蔓延中发挥重要作用。

三、解剖要点（图 5-2-1 ～ 图 5-2-12）

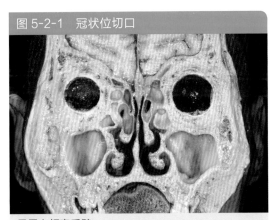

图 5-2-1　冠状位切口

显露上颌窦后壁

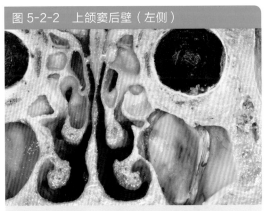

图 5-2-2　上颌窦后壁（左侧）

磨除上颌窦后壁，拟显露左侧翼腭窝和颞下窝

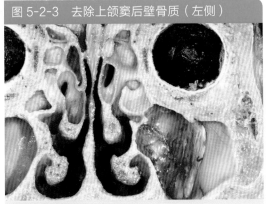

图 5-2-3　去除上颌窦后壁骨质（左侧）

显露翼腭窝和颞下窝，可见充满脂肪组织

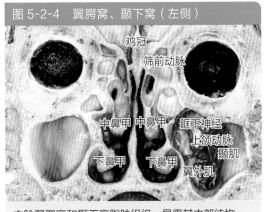

图 5-2-4　翼腭窝、颞下窝（左侧）

去除翼腭窝和颞下窝脂肪组织，显露其内部结构

图 5-2-5 翼腭窝、颞下窝（双侧）

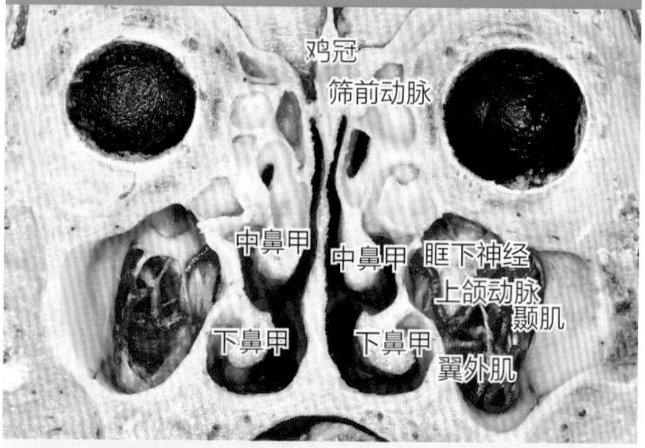

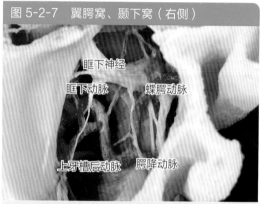

显露双侧翼腭窝和颞下窝

图 5-2-6 翼腭窝、颞下窝（左侧）

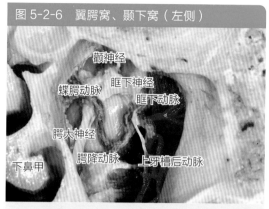

上颌动脉翼腭段有 4 个主要分支：蝶腭动脉、腭降动脉、眶下动脉、上牙槽后动脉

图 5-2-7 翼腭窝、颞下窝（右侧）

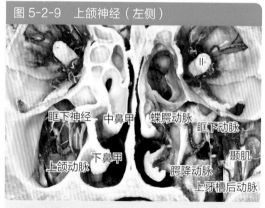

上颌动脉翼腭段有 4 个主要分支：蝶腭动脉、腭降动脉、眶下动脉、上牙槽后动脉

图 5-2-8 蝶腭动脉（右侧）

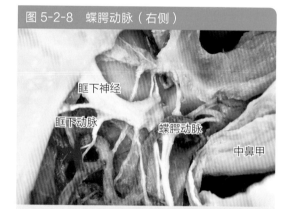

蝶腭动脉出蝶腭孔，分为鼻中隔后动脉和鼻后外侧动脉两个分支。前者供应鼻腔外侧壁后部、下部和鼻腔底，后者供应鼻中隔后部、下部

图 5-2-9 上颌神经（左侧）

上颌神经是三叉神经第二支，为感觉神经，起于三叉神经半月节，自蝶骨圆孔出颅，可分为颅中窝段、翼腭窝段、眶内段、面段。颅中窝段分出脑膜中神经，翼腭窝段分出颧神经、蝶腭神经和上牙槽后神经，眶内段发出上牙槽中神经、上牙槽前神经、眶下神经，面段为上颌神经本干的延续，经眶下孔出眶

图 5-2-10 颧神经（左侧）

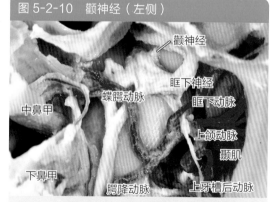

颧神经：由翼腭凹起经眶下裂入眶，分面及颞面两支，穿过颧骨分布于颧弓、颧部和颞部皮肤

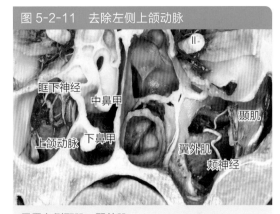

图 5-2-11 去除左侧上颌动脉

眶下神经
中鼻甲
颞肌
上颌动脉 下鼻甲
翼外肌
颊神经

显露左侧颞肌、翼外肌

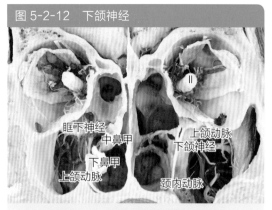

图 5-2-12 下颌神经

眶下神经
中鼻甲
上颌动脉
下颌神经
下鼻甲
上颌动脉
颈内动脉

沿翼外板向后显露卵圆孔及下颌神经

第六章

鼻咽和斜坡

第一节　鼻　咽　部

一、概述

　　咽部在解剖学上分为3个部分，即鼻咽、口咽、喉咽。咽部为呼吸和消化的共同通道，除呼吸、吞咽功能外，还具有协助构语及免疫等重要功能。鼻咽，又称上咽，位于颅底与软腭游离缘平面之间。口咽，又称中咽，为口腔向后方的延续，介于软腭与会厌上缘平面之间。喉咽，又称下咽，位于会厌上缘与环状软骨板下缘平面之间。与鼻咽部有关的常见病有腺样体肥大、鼻咽纤维血管瘤、鼻咽癌等。

二、鼻咽相关解剖

　　鼻咽是指腭帆平面以上的部分，向前经鼻后孔通鼻腔。在其侧壁正对下鼻甲后方，有一咽鼓管咽口，通中耳鼓室。在咽鼓管咽口前、上、后方有弧形的隆起称咽鼓管圆枕。咽鼓管圆枕的后方与咽后壁之间的纵行深窝称咽隐窝，是鼻咽癌的好发部位。

　　在鼻咽后上壁的黏膜内有丰富的淋巴组织，称咽扁桃体、腺样体或增殖体，出生后随着年龄的增长而逐渐长大，2～6岁时为增殖旺盛的时期，10岁以后逐渐萎缩。

　　在鼻咽的两侧壁距下鼻甲后端之后约1cm处，有咽鼓管咽口，此口呈镰状或三角形，鼻咽腔经此口通向中耳鼓室。咽鼓管开放时（如吞咽或打哈欠），空气通过咽鼓管咽口进入鼓室，以维持鼓膜两侧的气压平衡。

　　咽部感染时，细菌经咽鼓管传播到中耳，引起中耳炎。小儿的咽鼓管较短而宽，咽鼓管咽口与咽鼓管鼓室口在同一高度，故儿童患急性中耳炎远较成人为多。咽鼓管的后外1/3为咽鼓管骨部，前内2/3为咽鼓管软骨部，软骨部的内侧端环绕咽口的前、上、后方形成明显的隆起，称咽鼓管圆枕，它是寻找咽鼓管咽口的标志。在咽鼓管咽口附近黏膜内的淋巴组织称咽鼓管扁桃体。

三、鼻咽相关疾病

（一）腺样体肥大

　　腺样体也称咽扁桃体或增殖体，位于鼻咽部顶部与咽后壁处，属于淋巴组织，表面呈橘瓣样。腺样体和扁桃体一样，出生后随着年龄的增长而逐渐长大，2～6岁时为增殖旺盛的时期，10岁以后逐渐萎缩。腺样体肥大系腺样体因炎症的反复刺激而发生病理性增生，从而引起鼻塞、张口呼吸的症状，尤以夜间加重，出现睡眠打鼾、睡眠不安，患儿常不时翻身，仰卧时更明显，严重时可出现呼吸暂停等。本病最多见于儿童，常与慢性扁桃体炎、扁桃体肥大合并存在。

（二）鼻咽纤维血管瘤

鼻咽纤维血管瘤为鼻咽部良性肿瘤，常发生于青少年男性。肿瘤中含有丰富血管，容易出血，故又有"男性青春期出血性鼻咽纤维血管瘤"之称。鼻咽纤维血管瘤常伴有翼腭窝、翼管、腭鞘管扩大，提示肿瘤可能起源于上述部位[1]。临床上多依赖鼻内镜检查、CT和MRI。由于肿瘤极易出血，故不推荐活检。治疗方法首选手术治疗。如果肿瘤较大，范围广，建议术前栓塞。

（三）鼻咽癌

鼻咽癌是指发生于鼻咽腔顶部和侧壁的恶性肿瘤。鼻咽癌是我国高发恶性肿瘤之一，发病率居耳鼻咽喉恶性肿瘤之首。常见临床症状为鼻塞、涕中带血、耳闷堵感、听力下降、复视及头痛等。鼻咽癌大多对放射治疗具有较高的敏感性，放射治疗是鼻咽癌的首选治疗方法。但是对较高分化癌，病程较晚及放疗后复发的病例，手术切除和药物治疗亦属于不可缺少的手段。目前，越来越多的证据表明，复发性鼻咽癌首选手术治疗[2, 3]。

四、解剖要点（图 6-1-1～图 6-1-24）

图中脑神经缩写：Ⅰ：嗅神经；Ⅱ：视神经；Ⅲ：动眼神经；Ⅳ：滑车神经；Ⅴ：三叉神经；Ⅴ1：眼神经；Ⅴ2：上颌神经；Ⅴ3：下颌神经；Ⅵ：展神经；Ⅶ：面神经；Ⅷ：前庭蜗神经；Ⅸ：舌咽神经；Ⅹ：迷走神经；Ⅺ：副神经；Ⅻ：舌下神经。

图 6-1-1　鼻咽部及其周围结构

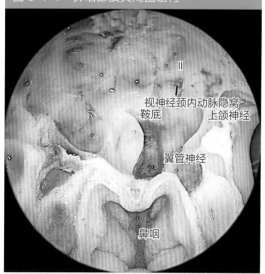

鼻咽顶毗邻蝶窦和蝶鞍，向下通口咽，侧方毗邻翼腭窝、颞下窝

图 6-1-2　蝶窦和鞍底

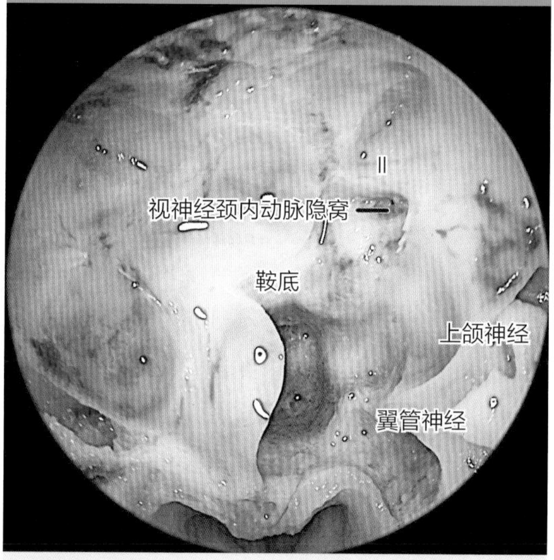

此标本蝶窦发育较差，需磨除蝶窦后壁大部分骨质，才能显露斜坡隐窝、蝶鞍

图 6-1-3　蝶窦轮廓化

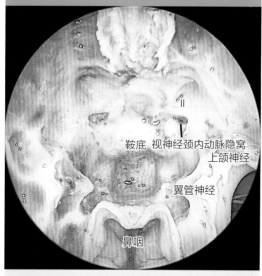

蝶窦轮廓化后，显露鞍底与鼻咽的关系

图 6-1-4　翼管神经

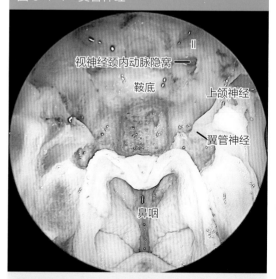

翼管神经在破裂孔前外侧的岩尖上方走行，经翼管至翼腭窝，是定位破裂孔的重要标记

图 6-1-5　翼蝶裂

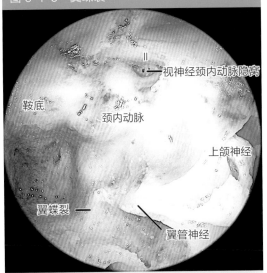

翼蝶裂，又称蝶翼突裂，是蝶骨体与蝶骨翼突之间的裂隙，由纤维结缔组织填充，在沿翼管向后磨除翼突骨质至靠近破裂孔时，可在翼管内侧看到半月形纤维软组织，即为翼蝶裂

图 6-1-6　翼突结节（黄色区域）

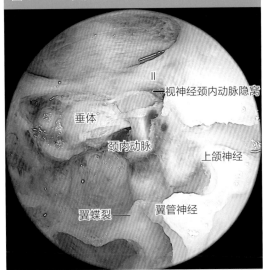

翼管向后指向破裂孔段颈内动脉外侧，翼管内侧为翼突结节，其指向破裂孔段颈内动脉中央。位于翼突结节内侧、蝶骨体下方的裂隙称为蝶翼突裂，其内可见与破裂孔软组织相延续的纤维样软组织，指向破裂孔段颈内动脉内侧

图 6-1-7　近环和远环

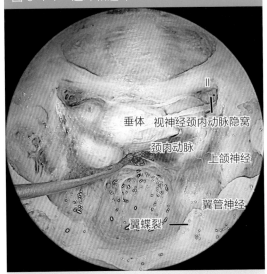

硬膜环为前床突上下表面的硬膜向内延续，分别从视柱的上、下表面包绕颈内动脉，形成远环和近环。近环构成海绵窦顶壁，远环则是硬膜内外间隔的界线

图 6-1-8　眶上裂（绿色区域）

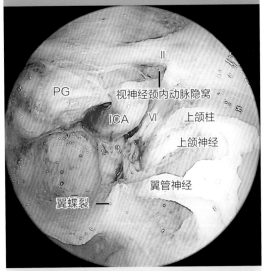

内镜下见眶上裂位于视柱和上颌柱之间，向后移行至海绵窦。动眼神经、滑车神经、三叉神经眼神经支、外展神经及眼上静脉经由此处入眶

图 6-1-9　海绵窦外侧壁

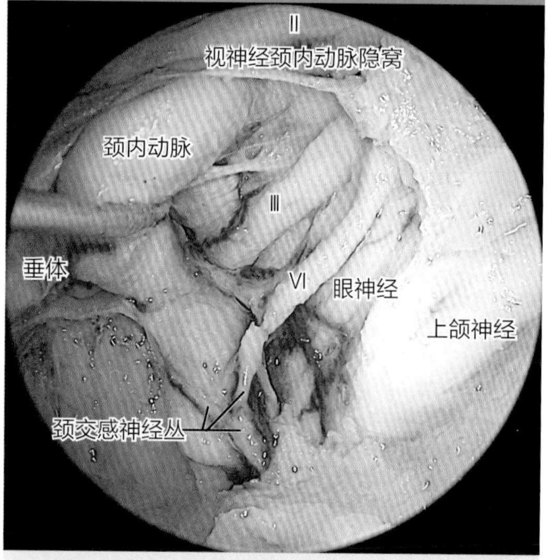

Ⅱ
视神经颈内动脉隐窝
颈内动脉
Ⅲ
垂体
Ⅵ　眼神经
上颌神经
颈交感神经丛

海绵窦外侧壁和颞叶相邻,外侧壁自上而下分别有动眼神经(Ⅲ)、滑车神经、眼神经及上颌神经通过。海绵窦内有颈内动脉及展神经(Ⅵ)通过。海绵窦外下壁比邻三叉神经节及下颌神经

图 6-1-10　脑膜垂体干

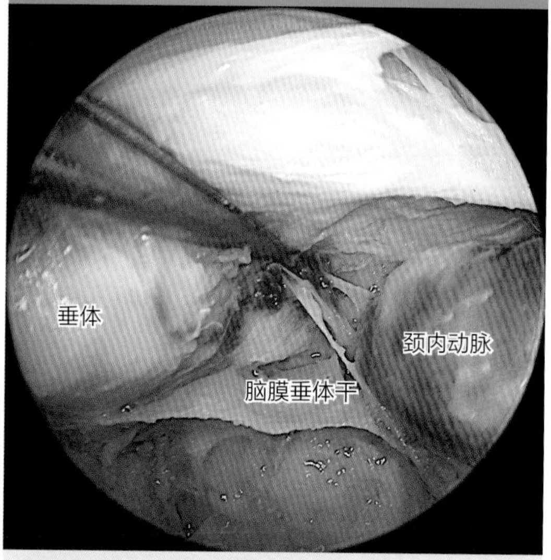

垂体
颈内动脉
脑膜垂体干

脑膜垂体干多发自颈内动脉海绵窦段后膝外侧缘,主要有3个分支:①小脑幕动脉(Bernasconi-Cassinari 动脉);②垂体下动脉;③脑膜背侧动脉,又称斜坡外侧动脉

图 6-1-11　鼻咽

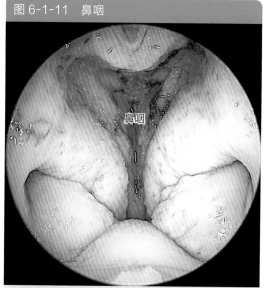

鼻咽
Ⅰ

鼻咽向前经鼻后孔通鼻腔。在其侧壁有一咽鼓管咽口,通中耳鼓室。在咽鼓管咽口前、上、后方有弧形的隆起称咽鼓管圆枕

图 6-1-12　咽颅底筋膜

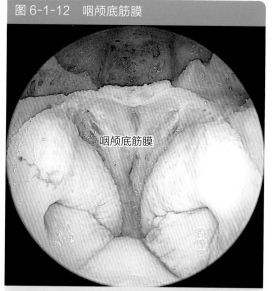

咽颅底筋膜

去除鼻咽黏膜,可见咽颅底筋膜。咽上缩肌构成咽颅底筋膜的下界。向后于头长肌前方附着于枕骨的咽结节

图 6-1-13　咽鼓管咽口（右侧）

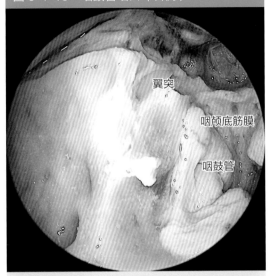

在鼻咽的两侧壁上，相当于下鼻甲后方约1cm，各有一开口，称为咽鼓管咽口。咽腔经此口通过咽鼓管与中耳的鼓室相通。咽鼓管咽口平时是关闭的，当吞咽时或用力张口时，空气通过咽鼓管进入鼓室，以维持鼓膜两侧的气压平衡

图 6-1-14　茎突前间隙脂肪（右侧）

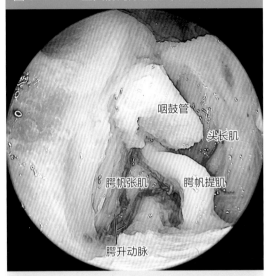

于腭帆张肌和腭帆提肌之间，切开黏膜，可进入咽旁间隙的茎突前间隙[4]。茎突前间隙内主要是脂肪组织，其间穿行有腭升动脉

图 6-1-15　咽上缩肌（黑色虚线）（右侧）

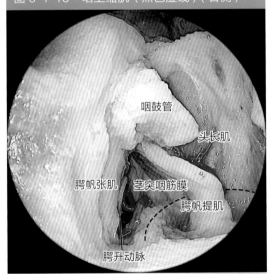

咽上缩肌呈薄板状，肌纤维分别起自蝶骨翼突内侧板后缘及翼突钩、翼突下颌缝、下颌舌骨线后部和舌根侧缘，略呈水平位止于咽缝。向上移行为咽颅底筋膜

图 6-1-16　咽鼓管咽肌（右侧）

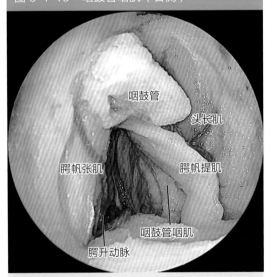

咽鼓管咽肌自咽鼓管软骨末端行至咽壁

图 6-1-17 腭升动脉（右侧）

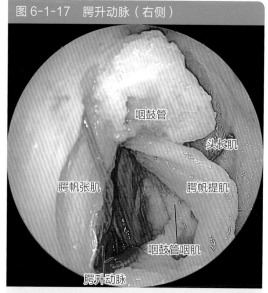

面动脉发出腭升动脉。腭升动脉位于咽壁，供应腭部、扁桃体和软腭

图 6-1-18 腭帆提肌

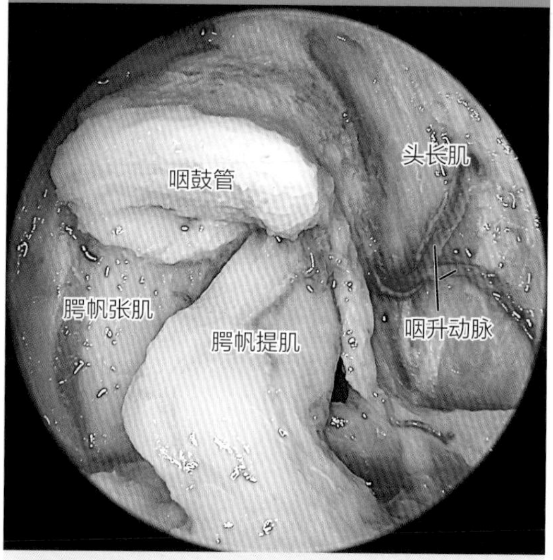

腭帆提肌在腭帆张肌的后内侧，起于咽鼓管软骨部下面及颈内动脉外口前方的颞骨岩部下表面，纤维向下并斜向前内方，止于腭腱膜，作用为上提腭帆

图 6-1-19 腮腺深叶（右侧）

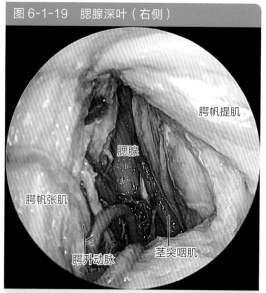

腮腺深叶毗邻茎突前间隙，腮腺深叶来源的多形性腺瘤可突入茎突前间隙，并将颈内动脉推挤向后

图 6-1-20 咽后淋巴结（右侧）

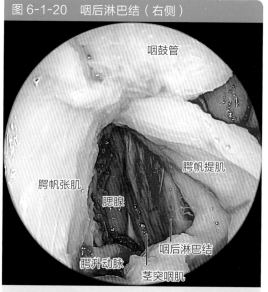

咽后淋巴结位于咽后间隙内。咽后间隙前界为咽缩肌，后界为翼状筋膜，两侧为颈动脉鞘，上起颅底，向下经食管后间隙与后纵隔相通

图 6-1-21　颈动脉鞘（右侧）

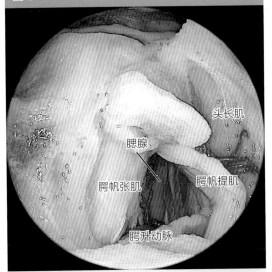

头长肌
腮腺
腭帆张肌
腭帆提肌
腭升动脉

最新的理论认为，颈动脉鞘的前壁由张肌血管茎突筋膜、茎突咽筋膜、颊咽筋膜、头长肌前筋膜构成[1]

图 6-1-22　显露颈内动脉（右侧）

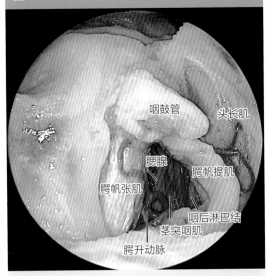

咽鼓管
头长肌
腮腺
腭帆提肌
腭帆张肌
咽后淋巴结
茎突咽肌
腭升动脉

去除颈内动脉鞘前壁后，可显露颈内动脉

图 6-1-23　茎突咽肌（右侧）

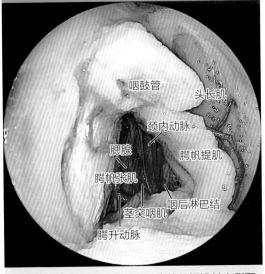

咽鼓管
头长肌
颈内动脉
腮腺
腭帆提肌
腭帆张肌
咽后淋巴结
茎突咽肌
腭升动脉

茎突咽肌起自茎突，在咽上、中缩肌间沿其内侧面走行，一部分附着于黏膜下，一部分附着于环状软骨。其覆盖咽旁段颈内动脉前方

图 6-1-24　咽旁段颈内动脉（右侧）

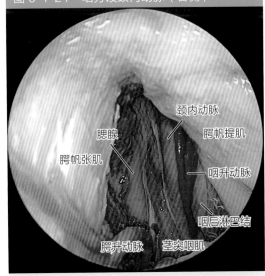

颈内动脉
腮腺
腭帆提肌
腭帆张肌
咽升动脉
咽后淋巴结
腭升动脉
茎突咽肌

咽旁段颈内动脉前方被茎突咽肌和茎突咽筋膜覆盖，内侧毗邻咽升动脉和头长肌外侧缘

第二节　斜　坡

一、概述

　　斜坡是指从枕骨大孔斜至鞍背的中央颅底区，由蝶骨体和枕骨基底部组成，两侧以岩斜裂与岩骨相毗邻，由此形成颅后窝重要的分界线。蝶骨构成斜坡的上 1/3，也对应着鞍背的后下方，斜坡的主要部分由枕骨的基底部构成。枕骨和蝶骨通过鞍背下方的蝶骨枕骨软骨结合在一起，这个部位在 23 岁时时会完全骨化，并变得不明显。从前面看，斜坡约与枕骨大孔水平面倾斜约 45°。与斜坡相关的常见肿瘤有脊索瘤、软骨肉瘤、脑膜瘤、侵袭性垂体瘤、晚期鼻咽癌等。

二、斜坡相关解剖

　　Rhoton 根据展神经和舌咽神经穿过硬膜的位置将斜坡自上而下分为 3 个部分[5]。上斜坡：是指位于鞍背至两侧展神经硬膜孔之间的区域；中斜坡：是指位于两侧展神经硬膜孔至两侧舌咽神经水平之间的区域；下斜坡：是指两侧舌咽神经硬膜孔至枕骨大孔前缘之间的区域。此种分区方法更适合显微侧方入路，因为在此入路，展神经硬膜孔和舌咽神经硬膜孔可以较早显露。上中斜坡交界在展神经硬膜孔水平，约是处于鞍底的水平。中下斜坡的分界在舌咽神经穿硬膜孔水平，这条水平线对应颈静脉孔的上内缘，约是处于咽结节的水平。咽结节是斜坡中线上一个恒定的小突起，是中下斜坡分界的一个可靠标志。中下斜坡分界线向前正对硬腭水平，位于咽结节前缘水平。打开斜坡咽结节前端下方，可以显露刚离开硬脑膜的舌咽神经池段。

　　经鼻或经口内镜无法第一时间显露展神经硬膜孔和舌咽神经硬膜孔，故多依据鞍底和蝶窦底将斜坡自上而下分为 3 个部分[6]。上斜坡：是指位于鞍背至鞍底之间的区域；中斜坡：是指位于鞍底至蝶窦底之间的区域；下斜坡：是指蝶窦底至枕骨大孔前缘之间的区域。

　　斜坡是由蝶骨和枕骨组成的，由枕骨大孔向前上方宽而浅的倾斜而成，两侧以岩斜裂与岩骨相毗邻。枕骨和蝶骨通过鞍背下方的蝶骨枕骨软骨结合在一起，这个部位在 23 岁左右会完全骨化，并变得不明显。从前面看，斜坡与枕骨大孔水平面倾斜约 45°。

三、斜坡相关肿瘤

（一）斜坡脊索瘤

　　脊索瘤起源于胚胎残留的脊索组织。在胚胎期间，脊索上端分布于颅底的蝶骨和枕骨，部分达到颅内面，并与蝶鞍上方的硬脑膜相衔接，在枕骨部分可达该骨的下面，一部分亦可位于颅底骨和咽壁之间。脊索的下端分布于骶尾部的中央及中央旁等部位。因此脊索瘤好发于这些部位，尤以颅底蝶枕部和骶尾部为最多见，脊柱型者次之。

斜坡脊索瘤是一种低度恶性肿瘤，恶性程度比较低。斜坡脊索瘤生长比较缓慢，但是呈一定侵袭性、破坏性生长，可以侵犯和破坏颅底骨质。脊索瘤可以侵犯周围神经、颈内动脉，有可能压迫和刺激脑干，颅底骨质也有一定程度破坏。手术治疗是斜坡脊索瘤主要治疗方法。脊索瘤对放射线不敏感，近年来使用质子重离子治疗斜坡脊索瘤，表现出良好的治疗效果。

（二）软骨肉瘤

颅底软骨肉瘤主要来源于颅底颅骨的软骨层，常发生于破裂孔区，偏中线生长，钙化常见且呈点状、环形或半环形，不均匀长 T_1、长 T_2 信号，增强扫描示迅速且明显的不均匀性强化。

其他肿瘤包括垂体瘤、鼻咽癌、腺样囊性癌等。

四、解剖要点（图6-2-1～图6-2-21）

图中脑神经缩写：Ⅰ：嗅神经；Ⅱ：视神经；Ⅲ：动眼神经；Ⅳ：滑车神经；Ⅴ：三叉神经；Ⅴ1：眼神经；Ⅴ2：上颌神经；Ⅴ3：下颌神经；Ⅵ：展神经；Ⅶ：面神经；Ⅷ：前庭蜗神经；Ⅸ：舌咽神经；Ⅹ：迷走神经；Ⅺ：副神经；Ⅻ：舌下神经。

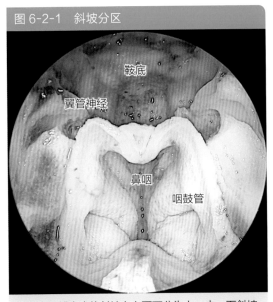

图 6-2-1　斜坡分区

以鞍底和蝶窦底将斜坡自上而下分为上、中、下斜坡

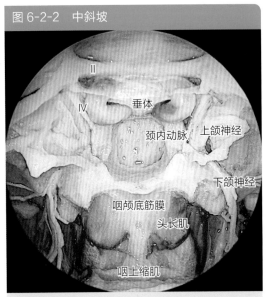

图 6-2-2　中斜坡

磨除中斜坡骨质，显露其后方的硬膜

图 6-2-3　上斜坡

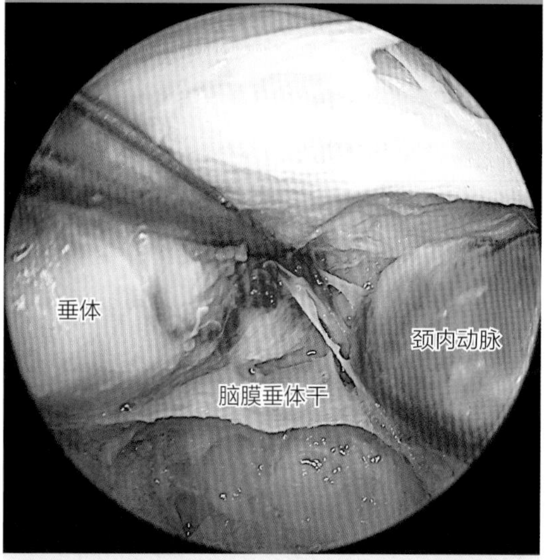

垂体

脑膜垂体干

颈内动脉

抬起垂体，显露鞍背，即上斜坡

图 6-2-4　咽正中缝

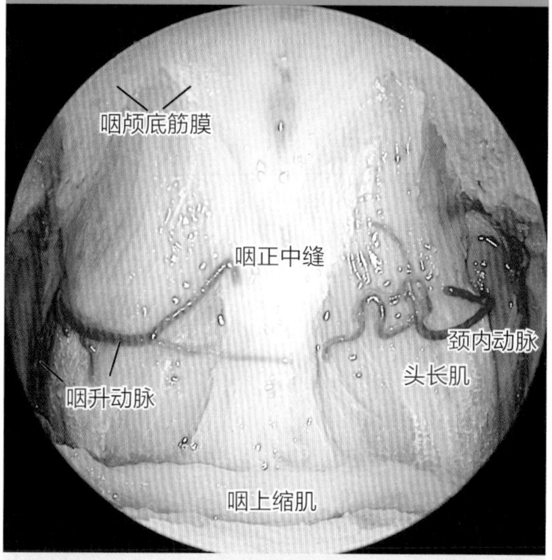

咽颅底筋膜

咽正中缝

咽升动脉

颈内动脉

头长肌

咽上缩肌

咽颅底筋膜位于黏膜层与肌层之间，由纤维组织构成，上厚下薄，附着于枕骨基底与颞骨岩部和咽上缩肌之间。其中在咽后壁的中线上，其形成坚韧的咽正中缝，为咽缩肌的止点

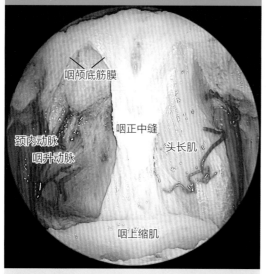

图 6-2-5　头长肌

咽颅底筋膜

颈内动脉

咽升动脉

咽正中缝

头长肌

咽上缩肌

头长肌起自 C_3～C_6 横突前结节的肌性部分。肌纤维斜向内上止于枕骨底部下面。两侧同时收缩使头前屈，一侧收缩使头屈向同侧

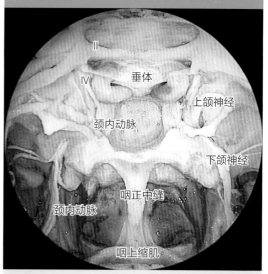

图 6-2-6　去除双侧头长肌

II

IV

垂体

上颌神经

颈内动脉

下颌神经

咽正中缝

颈内动脉

咽上缩肌

去除双侧头长肌，显露后方的寰枕前膜和头前直肌

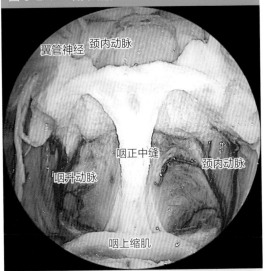

图 6-2-7 咽升动脉

咽升动脉起自颈外动脉起始处后壁，在颈内动脉内侧向上走行，分为咽干和神经脑膜干

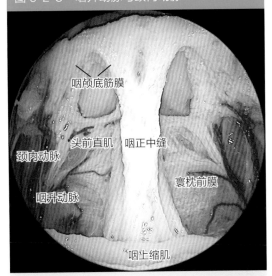

图 6-2-8 咽升动脉与颈内动脉

咽升动脉位于咽旁段颈内动脉内侧，可以用于定位咽旁段颈内动脉

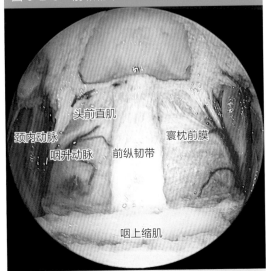

图 6-2-9 前纵韧带

前纵韧带（AAL）是人体中最长的韧带，位于脊柱前面，上起枕骨大孔前缘的咽结节，下至第1、2骶椎前面，其纤维束与椎体前缘和椎间盘相连有限制脊柱过伸的作用

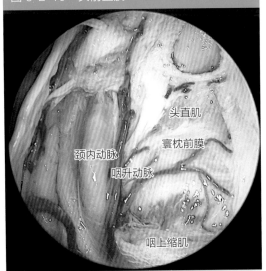

图 6-2-10 头前直肌

头前直肌（RCA）起于寰椎侧块的前表面和横突，止于枕骨髁上沟，收缩可屈曲头部

图 6-2-11 寰椎

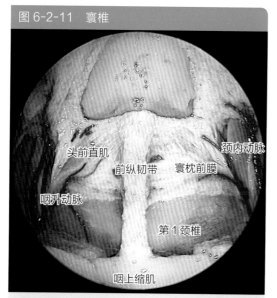

头前直肌　颈内动脉

前纵韧带　寰枕前膜

咽升动脉

第 1 颈椎

咽上缩肌

第 1 颈椎（C_1）位于脊柱顶端，与枕骨相连接，其外形呈环形，无椎体，由前弓、后弓及两侧块构成，构成寰枕关节、寰枢关节等

图 6-2-12 寰枕关节

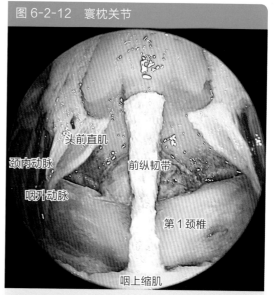

头前直肌

颈内动脉　前纵韧带

咽升动脉

第 1 颈椎

咽上缩肌

寰枕关节是指两侧枕髁与寰椎侧块的上关节凹构成的联合关节。关节囊和寰枕前、后膜相连接。寰枕前膜是前纵韧带的最上部分，连接枕骨大孔前缘与寰椎前弓上缘之间。寰枕后膜位于枕骨大孔后缘与寰椎后弓上缘之间

图 6-2-13 枕骨大孔

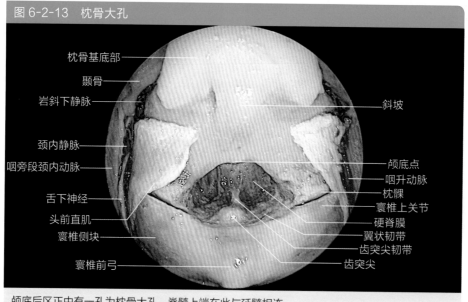

枕骨基底部

颞骨

岩斜下静脉

颈内静脉

咽旁段颈内动脉

舌下神经

头前直肌

寰椎侧块

寰椎前弓

斜坡

颅底点

咽升动脉

枕髁

寰椎上关节

硬脊膜

翼状韧带

齿突尖韧带

齿突尖

颅底后区正中有一孔为枕骨大孔，脊髓上端在此与延髓相连

图 6-2-14 切除寰椎前弓，显露齿突尖韧带和翼状韧带

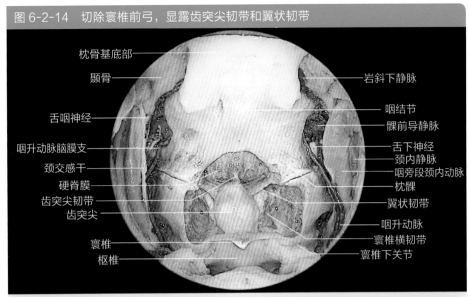

枕骨基底部

颞骨

舌咽神经

咽升动脉脑膜支

颈交感干

硬脊膜

齿突尖韧带

齿突尖

寰椎

枢椎

岩斜下静脉

咽结节

髁前导静脉

舌下神经

颈内静脉

咽旁段颈内动脉

枕髁

翼状韧带

咽升动脉

寰椎横韧带

寰椎下关节

枕骨大孔从前向后各韧带排列顺序：寰枕前膜（与前纵韧带相连）→齿突尖韧带（从齿突顶点延伸到枕骨大孔前缘）→翼状韧带（从齿突的顶点延伸到两侧枕骨髁内面）→十字韧带（寰椎横韧带和上、下纵束韧带）→覆膜（与后纵韧带相连）→寰枕后膜（与黄韧带相连）→项韧带

图 6-2-15 齿突

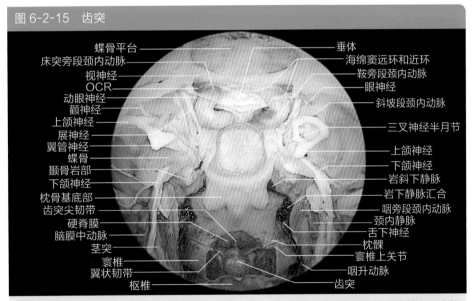

蝶骨平台

床突旁段颈内动脉

视神经

OCR

动眼神经

颧神经

上颌神经

展神经

翼管神经

蝶骨

颞骨岩部

下颌神经

枕骨基底部

齿突尖韧带

硬脊膜

脑膜中动脉

茎突

寰椎

翼状韧带

枢椎

垂体

海绵窦远环和近环

鞍旁段颈内动脉

眼神经

斜坡段颈内动脉

三叉神经半月节

上颌神经

下颌神经

岩斜下静脉

岩下静脉汇合

咽旁段颈内动脉

颈内静脉

舌下神经

枕髁

寰椎上关节

咽升动脉

齿突

齿突也称齿状突，是上颈椎关节重要的骨性联结结构，其借助于寰横韧带将齿突束缚在一定的解剖范围来保持寰枢关节的稳定

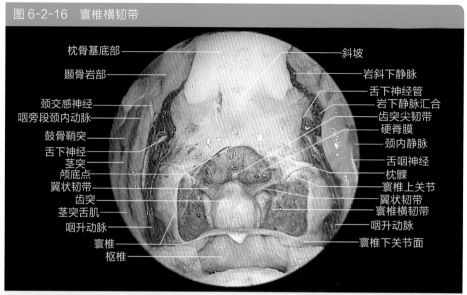

图 6-2-16   寰椎横韧带

枕骨基底部 —— 斜坡
颞骨岩部 —— 岩斜下静脉
颈交感神经 —— 舌下神经管
咽旁段颈内动脉 —— 岩下静脉汇合
鼓骨鞘突 —— 齿突尖韧带
舌下神经 —— 硬脊膜
茎突 —— 颈内静脉
颅底点 —— 舌咽神经
翼状韧带 —— 枕髁
齿突 —— 寰椎上关节
茎突舌肌 —— 翼状韧带
咽升动脉 —— 寰椎横韧带
寰椎 —— 咽升动脉
枢椎 —— 寰椎下关节面

寰椎横韧带坚韧而肥厚，连接寰椎左、右侧块内侧面的韧带。前面微凹，中部略宽，有一纤维软骨构成的关节面，与齿突相关节

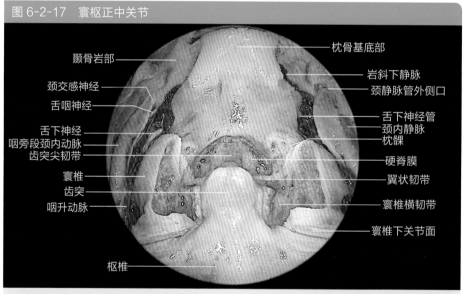

图 6-2-17   寰枢正中关节

颞骨岩部 —— 枕骨基底部
颈交感神经 —— 岩斜下静脉
舌咽神经 —— 颈静脉管外侧口
舌下神经 —— 舌下神经管
咽旁段颈内动脉 —— 颈内静脉
齿突尖韧带 —— 枕髁
寰椎 —— 硬脊膜
齿突 —— 翼状韧带
咽升动脉 —— 寰椎横韧带
—— 寰椎下关节面
枢椎

寰枢关节是由寰枢外侧关节和寰枢正中关节构成的联合关节。寰枢正中关节由枢椎齿突和寰椎前弓的齿突凹及寰椎横韧带构成。加强寰枢关节稳定的结构有 4 种：齿突尖韧带、寰椎十字韧带、翼状韧带、覆膜

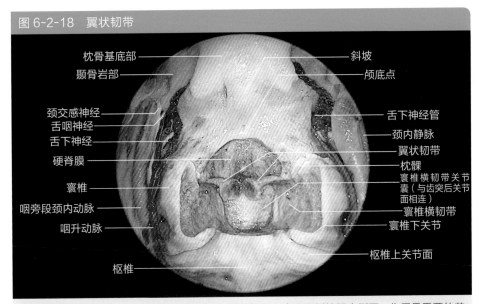

图 6-2-18　翼状韧带

枕骨基底部

颞骨岩部

颈交感神经

舌咽神经

舌下神经

硬脊膜

寰椎

咽旁段颈内动脉

咽升动脉

枢椎

斜坡

颅底点

舌下神经管

颈内静脉

翼状韧带

枕髁

寰椎横韧带关节囊（与齿突后关节面相连）

寰椎横韧带

寰椎下关节

枢椎上关节面

翼状韧带起于齿突尖后外侧的卵圆平滑区，斜向外上，止于两侧枕髁内侧面。作用是重要的节制韧带，有限制头部及寰椎在枢椎上过度旋转及参与防止寰枢关节侧方半脱位的作用。只有双侧翼状韧带保持完整，才能限制轴向旋转

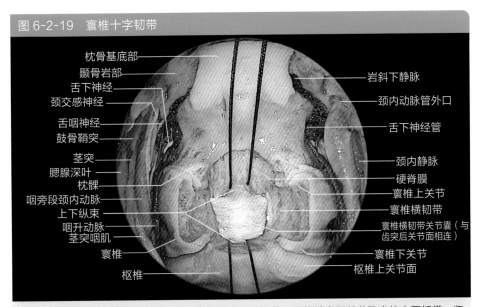

图 6-2-19　寰椎十字韧带

枕骨基底部

颞骨岩部

舌下神经

颈交感神经

舌咽神经

鼓骨鞘突

茎突

腮腺深叶

枕髁

咽旁段颈内动脉

上下纵束

咽升动脉

茎突咽肌

寰椎

枢椎

岩斜下静脉

颈内动脉管外口

舌下神经管

颈内静脉

硬脊膜

寰椎上关节

寰椎横韧带

寰椎横韧带关节囊（与齿突后关节面相连）

寰椎下关节

枢椎上关节面

寰椎十字韧带分为横部和直部。①横部又称寰椎横韧带：是维持寰枢关节稳定的主要韧带，坚硬而缺乏弹性。生理范围内，寰椎可向前移位 3mm；当移位 3～5mm 时，横韧带可被撕裂；超过 5mm 则可发生横韧带断裂。若寰椎横韧带断裂，其他韧带均不足以维持寰枢关节稳定。②直部为寰椎横韧带中部上、下缘各发出的一束纵行纤维，称为上、下纵束。上纵束：较坚固，附着于枕骨大孔前缘，位于齿突尖韧带与覆膜之间。下纵束：较弱，附着于枢椎椎体后面的中部。纵束作用：加强横韧带的坚固性，辅助防止齿突前脱位

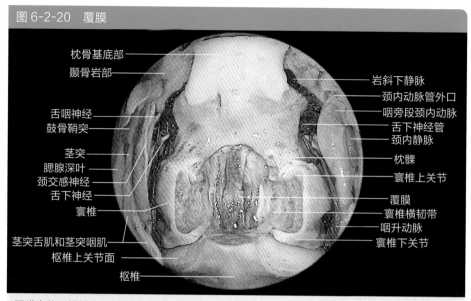

图 6-2-20　覆膜

枕骨基底部
颞骨岩部
舌咽神经
鼓骨鞘突
茎突
腮腺深叶
颈交感神经
舌下神经
寰椎
茎突舌肌和茎突咽肌
枢椎上关节面
枢椎

岩斜下静脉
颈内动脉管外口
咽旁段颈内动脉
舌下神经管
颈内静脉
枕髁
寰椎上关节
覆膜
寰椎横韧带
咽升动脉
寰椎下关节

覆膜为位于椎管内一层宽而坚韧的纤维束，可视为后纵韧带向上的延续，略呈扇形附着于枢椎椎体后面，上行于寰椎横韧带之后，止于枕骨的斜坡。覆膜内侧借薄层疏松结缔组织与寰椎十字韧带相隔；覆膜外侧与寰枢外侧关节关节囊相融合

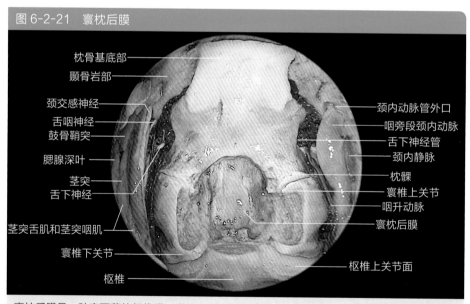

图 6-2-21　寰枕后膜

枕骨基底部
颞骨岩部
颈交感神经
舌咽神经
鼓骨鞘突
腮腺深叶
茎突
舌下神经
茎突舌肌和茎突咽肌
寰椎下关节
枢椎

颈内动脉管外口
咽旁段颈内动脉
舌下神经管
颈内静脉
枕髁
寰椎上关节
咽升动脉
寰枕后膜
枢椎上关节面

寰枕后膜是一种宽而薄的纤维膜。它的上方连接到枕骨大孔的后边缘，而下方连接到寰椎后弓的上边界

参考文献

[1] Liu Z F, Wang D H, Sun X C, et al. The site of origin and expansive routes of juvenile nasopharyngeal angiofibroma (JNA)[J]. Int J Pediatr Otorhinolaryngol, 2011,75(9): 1088-1092.

[2] Liu Q, Sun XC, Li H, et al. Types of transnasal endoscopic nasopharyngectomy for recurrent nasopharyngeal carcinoma: Shanghai EENT hospital experience[J]. Front Oncol, 2021, 10: 555862.

[3] 余洪猛, 陈明远, 邱前辉. 鼻咽癌外科治疗专家共识 [J]. 肿瘤, 2022, 42(7): 466-480.

[4] Liu J, Sun X C, Liu Q, et al, 2019. A minimally invasive endoscopic transnasal retropterygoid approach to the upper parapharyngeal space: anatomic studies and surgical implications[J]. Int Forum Allergy Rhinol, 9(11): 1263-1272.

[5] Funaki T, Matsushima T, Peris-Celda M, et al. Focal transnasal approach to the upper, middle, and lower clivus[J]. Oper Neurosurg, 2013, 73(2 Suppl Operative): ons155-ons191.

[6] Bai J W, Li M X, Shi J X, et al. Mid-term follow-up surgical results in 284 cases of clival chordomas: the risk factors for outcome and tumor recurrence[J]. Neurosurg Rev, 2022, 45(2): 1451-1462.

第七章 经口内镜颅底解剖

第一节 茎突前间隙

一、概述

　　咽旁间隙是位于舌骨上颈深筋膜深层与颊咽筋膜之间的潜在性间隙，呈倒立的锥体形。锥底向上至颅底，锥尖向下达舌骨，其间为疏松结缔组织。咽旁间隙上界为颅底，下达舌骨大角处，后壁为椎前筋膜，内壁为颊咽筋膜、咽上缩肌，与扁桃体窝相隔，外侧壁为下颌骨升支内壁及其附着的翼内肌与腮腺包膜，上内侧壁为咽鼓管。由茎突及其附着肌肉（茎突舌骨肌、茎突咽肌和茎突舌肌）、韧带（茎突舌骨韧带和茎突下颌韧带）和茎突咽筋膜组成的隔膜将咽旁间隙分为茎突前间隙和茎突后间隙。茎突前间隙较小，内侧与扁桃体窝仅隔一咽上缩肌，故扁桃体的炎症常扩散至此间隙；茎突后间隙较大，其内有颈内动脉、颈内静脉、舌咽神经、迷走神经、舌下神经、副神经及交感神经等穿过，内有颈深淋巴结上群，因此，咽部感染可以从颈深淋巴结向此隙蔓延。

　　必须提醒的是，在一些文献中（特别是影像学文献）采用了不同的分类方法：将茎突前间隙称为咽旁间隙，将茎突后间隙称为颈动脉间隙，这可能导致读者概念混淆，阅读时应注意鉴别。

二、茎突前间隙相关解剖

　　茎突前间隙主要包含脂肪及腭帆张肌、腭帆提肌、下颌神经及其分支、腭升动脉等。此外，腮腺深叶的深面与茎突诸肌毗邻，因此发生在前间隙的肿瘤多为腮腺来源肿瘤或脂肪瘤，很少有神经来源肿瘤。

　　颞骨茎突起于茎乳孔的前内方，呈细长圆锥状，其上附着肌肉和韧带。茎突根部被鼓骨部分包裹，自上而下有三块肌肉和两条韧带附着。

　　（1）茎突舌骨肌（受面神经支配）：起于茎突根部上端后方，止于舌骨大角基部，收缩时牵拉舌骨向后上方。

　　（2）茎突咽肌（受舌咽神经支配）：起于茎突根部内侧，止于咽壁，功能为提咽。

　　（3）茎突舌肌（受舌下神经支配）：起于茎突下端前方，止于舌，牵拉舌向后上方。

　　（4）茎突舌骨韧带：从茎突尖延至舌骨小角，舌咽神经恰好在其内侧。若茎突舌骨韧带骨化时，该韧带可增厚达 1cm 或以上。

　　（5）茎突下颌韧带：起自茎突，向下、向前走行，附着于下颌角及下颌支的内侧面。从茎突的上述局部解剖学关系可以看出，茎突周围有很多十分重要的脑神经与之相毗邻，这些神经很多直接分布到咽喉部，故当茎突及其韧带发生病变时，会产生咽喉部的各种病变或不适感。

茎突根部后方有面神经及茎乳动脉，茎突内侧自后向前是颈内静脉、副神经、舌下神经、迷走神经、舌咽神经、颈内动脉及交感神经。在茎突咽肌下方，舌咽神经与茎突直接相邻，茎突尖内侧是咽上缩肌，茎突尖外侧恰是颈外动脉分为颞浅动脉和上颌动脉的分支处。

三、茎突前间隙肿瘤

（一）多形性腺瘤

多形性腺瘤是发生于茎突前间隙的最常见的肿瘤。CT 多呈中等密度，轻至中度强化，MRI 多为 T_1 加权像呈较低信号、T_2 加权像呈较高信号，中度强化。由于多形性腺瘤病理上由多种组织构成，且常含有黏液成分，故影像学表现多不均匀，伴大小不等的囊性灶。茎突前间隙的多形性腺瘤多数源自腮腺深叶，少数来自咽旁间隙内的异位小唾液腺组织或鼻口咽部腺瘤的侵犯。区分肿瘤是否来自腮腺深叶可依据肿瘤与腮腺之间有无脂肪间隙，这对于较小的肿瘤是一种有效的鉴别方法，但非腮腺来源的肿瘤如果过大亦可以紧贴腮腺，造成鉴别困难。肿瘤在某些层面与腮腺相连则强烈提示该肿瘤来自腮腺，且腮腺肿瘤常将咽旁间隙的脂肪推向内侧移位，另外肿瘤与二腹肌后腹的关系也有助于判断，腮腺深叶自二腹肌后腹前外侧伸入咽旁间隙，故发生肿瘤时造成该肌肉向后内方移位，而咽旁间隙肿瘤向腮腺生长时通常将该肌压向外侧移位。

（二）神经鞘膜瘤

发生于茎突前间隙的神经鞘膜瘤可来自下颌神经（V3 神经）分支舌神经、下齿槽神经或耳颞神经，其发病率远低于多形性腺瘤，但二者仅通过形态、CT 密度和 MRI 信号有时难以鉴别。多形性腺瘤和神经鞘膜瘤均可表现为圆形光滑肿块、不均质、增强不等、T_1 加权像信号较低、T_2 加权像信号较高和有囊性改变，动脉造影均为乏血供肿瘤。因此，对于茎突前间隙具有类似表现的肿瘤，二者均应考虑。其鉴别要点为肿瘤是否来自腮腺，如来自腮腺则多考虑为多形性腺瘤，如非腮腺来源则神经鞘膜瘤和源自咽旁间隙异位唾腺的多形性腺瘤均应考虑，此时应注意 V3 神经通路卵圆孔有无扩大，如该孔有扩大和骨吸收则提示肿瘤来自该神经分支。但应注意发生于 V3 神经根部的肿瘤位于咀嚼肌间隙，可突向咽旁间隙，因卵圆孔位于咽旁间隙外侧，其下方属咀嚼肌间隙，V3 穿过卵圆孔后分成多个分支，部分穿过咽旁间隙。

（三）血管畸形和血管瘤

血管畸形和血管瘤多发生在茎突前间隙，多数为静脉性血管瘤或淋巴血管瘤，其影像学表现类似发生于其他部位的同类型肿瘤。静脉性血管瘤强化不等，呈多个结节状，边缘不规则，有时可见畸形增粗的血管，部分病例可见静脉石；淋巴血管瘤可分为数种类型，呈部分或完全囊状，其内可见间隔，二者均有沿脂肪间隙蔓延生长的特点。

（四）脂肪瘤

脂肪瘤在 CT 中表现为边界清晰、均匀一致的低密度肿物。在 MRI 的 T_1 和 T_2 加权像中，脂肪瘤的信号与皮下脂肪的信号相近或稍高。通过"抑脂技术"，将肿物与皮下脂肪组织相比，如果在 T_1 加权像呈减低的信号，则为脂肪瘤，否则为其他疾病。这种方法有助于与其他疾病进行鉴别。

（五）鳃裂囊肿

鳃裂囊肿由未完全退化的鳃裂组织发育而成，多见于儿童及青少年，男女发病率相似，第 2 鳃裂囊肿常见，外瘘口多位于颈侧胸锁乳突肌前缘的中、下 1/3 交界处，内瘘口一般为扁桃体窝或腭咽弓附近。CT 见颈前外侧，从下颌角到舌骨水平或舌骨下，边界清晰、圆形或卵圆形低密度囊性肿物，增强扫描后囊壁轻度强化。

（六）黏液表皮样癌、腺样囊性癌等

黏液表皮样癌、腺样囊性癌等恶性肿瘤常表现为边缘模糊不清、无包膜、明显不规则、侵犯周围结构或伴有淋巴结肿大等。

四、解剖要点（图 7-1-1～图 7-1-12）

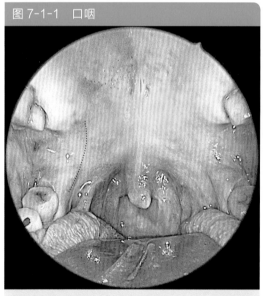

图 7-1-1　口咽

口咽位于软腭游离缘和会厌上缘平面之间，向前经咽峡与口腔相通，上续鼻咽，下通喉咽

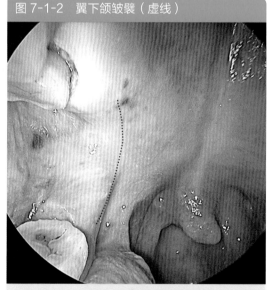

图 7-1-2　翼下颌皱襞（虚线）

翼下颌皱襞为延伸于上颌结节后内方与磨牙后垫后方之间的黏膜皱襞，其深面被翼下颌韧带所衬托

图 7-1-3 翼下颌皱襞内侧切口

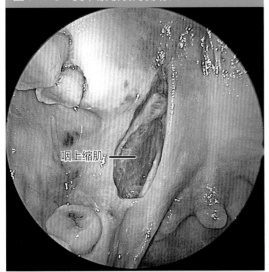

切开黏膜，显露咽上缩肌。咽缩肌包括咽上缩肌、咽中缩肌和咽下缩肌，位于咽侧壁和咽后壁，呈叠瓦状排列，附着于咽缝

图 7-1-4 咽上缩肌

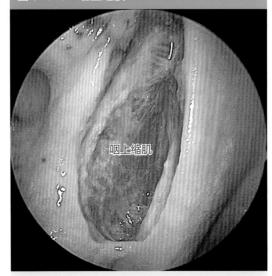

咽上缩肌起自翼钩、翼下颌韧带、下颌舌骨肌线，可有少数纤维至舌根两侧，肌束水平后行，止于咽缝和枕骨基底部咽结节表面的筋膜

图 7-1-5 茎突前间隙

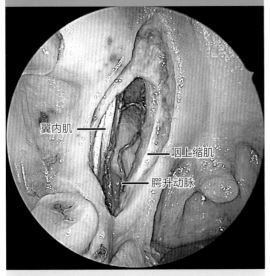

茎突前间隙包含脂肪组织、茎突咽肌、茎突舌肌、上颌动脉、腭升动脉及下颌神经后支（耳颞神经、舌神经和下牙槽神经）。腮腺深叶的深面与茎突诸肌毗邻

图 7-1-6 腭升动脉

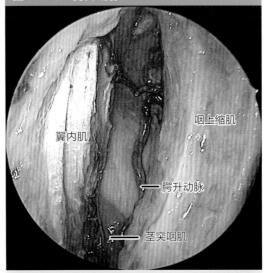

腭升动脉为面动脉的分支，在茎突舌肌和茎突咽肌之间上行，供应腭部和扁桃体

图 7-1-7 茎突咽筋膜

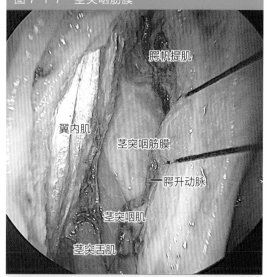

茎突咽筋膜位于茎突、咽后外侧壁、颈内动脉管开口前缘之间。外侧部向后外侧，包绕茎突肌群、二腹肌后腹和胸锁乳突肌前部，向上于鼓骨鞘突、乳突前缘附着于颅底，向前与腮腺筋膜相融合

图 7-1-8 制作腭瓣

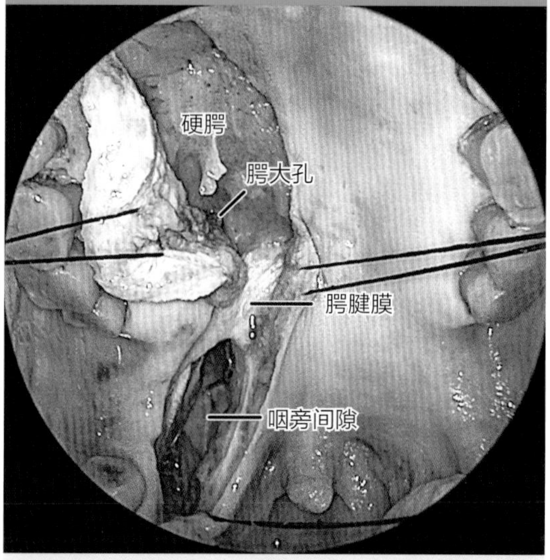

拟去除部分硬腭，扩大显露鼻颅底。将硬腭表面黏膜掀起，以出腭大孔的腭大动脉作为供血动脉，制作腭瓣。腭部主要动脉来自腭降动脉，分出腭大动脉，与腭大神经伴行，分布到硬腭，腭小动脉分布到软腭

图 7-1-9 腭腱膜

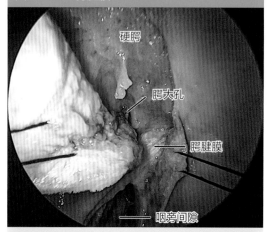

腭腱膜呈灰白色，位于软腭的前 1/3，为软腭的支架，主要由腭帆张肌腱膜构成

图 7-1-10 断腭腱膜

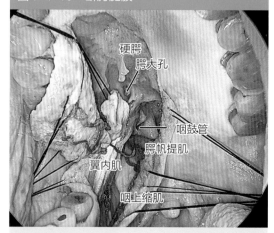

为了显露鼻咽部，断腭腱膜，由此可进入鼻咽部

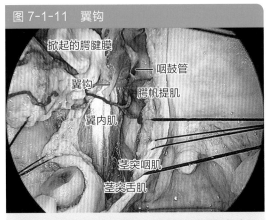

图 7-1-11　翼钩

掀起的腭腱膜

咽鼓管

翼钩

腭帆提肌

翼内肌

茎突咽肌

茎突舌肌

翼钩为蝶骨翼内板一小突起，从功能上说是腭帆张肌的滑轮，能改变腭帆张肌收缩后的张力方向

图 7-1-12　茎突前间隙和鼻咽部

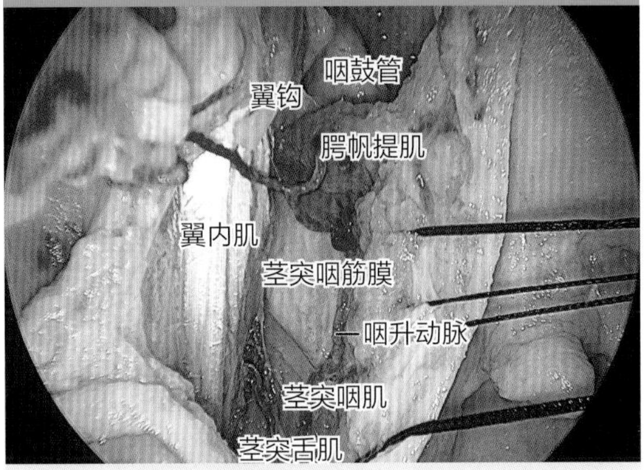

翼钩

咽鼓管

腭帆提肌

翼内肌

茎突咽筋膜

咽升动脉

茎突咽肌

茎突舌肌

抵近观察茎突前间隙和鼻咽部

第二节　茎突后间隙

一、概述

　　咽旁间隙被茎突及其附着肌肉（茎突舌骨肌、茎突咽肌和茎突舌肌）、韧带（茎突舌骨韧带和茎突下颌韧带）和茎突咽筋膜组成的隔膜分为茎突前间隙和茎突后间隙。茎突后间隙即颈动脉间隙，包括第Ⅸ～Ⅻ对脑神经、颈交感干、颈内动-静脉、淋巴结等。颈内动脉是颈动脉间隙的核心，颈内静脉位于颈内动脉的后外侧。迷走神经位于颈内动脉及颈内静脉之间的后方，舌咽神经、副神经和舌下神经在舌骨上方水平穿出颈动脉鞘。

二、茎突后间隙相关解剖

　　茎突后间隙即颈动脉间隙，其中包括颈内动静脉、后组脑神经、颈交感干、颈动脉体和淋巴结等。颈动脉鞘上起自颅底，下续纵隔，是颈筋膜向两侧的扩展，包绕颈总动脉、颈内动脉、颈内静脉和迷走神经等形成的筋膜鞘。鞘内有颈内静脉和迷走神经贯穿全长，颈内动脉位于鞘的上部，颈总动脉居其下部。在鞘的下部，颈总动脉位于后内侧，颈内静脉位于前外侧，迷走神经位于二者之间的后方；在鞘的上部，颈内动脉居前内侧，颈内静脉居后外侧，迷走神经居二者之间的后内方。

　　颈内静脉起始于颅底的颈静脉孔，为颅内乙状窦直接向下的延续。颈内静脉在颈动脉鞘内位于颈内-颈总动脉的外侧，在颈内-颈总动脉与颈内静脉之间的后方有迷走神经下降。

　　（1）舌咽神经：穿经舌咽通道的硬膜出颅，向前急转，然后向下沿颈内嵴的内侧、经颈静脉孔内始于锥形隐窝的蜗导水管开口的下方。离开颈静脉孔后，舌咽神经转向前方，在茎突深面跨过颈内动脉的外侧。在颈静脉孔内穿行的过程中，舌咽神经在上神经节和下神经节处膨大。在颈静脉孔的外口处，它发出鼓室支，经鼓室小管进入鼓室形成鼓室丛，鼓室丛的纤维经鼓岬的浅沟进一步组合形成岩小神经，通过耳神经节为腮腺提供副交感神经纤维。

（2）迷走神经：进入的硬膜孔道被称为迷走通道，位于舌咽通道的下方，二者之间被硬膜间隔分开，进入硬膜后有副神经加入。它们的根丝在颈静脉孔的颅内开口汇聚后，在上神经节处形成膨大，长度约 2.5mm，终于颈静脉孔的颅外端。它位于硬膜上，覆盖颈静脉孔，沿颞骨颈内突的内侧转向下方。在上神经节处迷走神经与副神经节发生交通，部分交通支融入神经节内。迷走神经的耳支起自上神经节水平，并接受来自舌咽神经下神经节的一支。耳支在颈静脉球前壁上的浅沟内向外走行，到达颈静脉窝的外侧壁，在此进入乳突小管，上行走向面神经管的垂直段，在到达面神经外侧转而向下在鼓乳裂穿出颞骨之前发出一个升支至面神经。迷走神经的主干或者更确切地说是上神经节，在颞骨颈内突中部的下方向前和向下走行。在颈静脉孔的颅内端，颞骨的颈内突将神经节和乙状窦分开。多数情况下，在颈内突水平的硬膜下方区域，舌咽神经和迷走神经之间没有纤维束带。迷走神经垂直穿过颈静脉孔，与副神经之间保持密切的关系，在两个神经穿出颈静脉孔水平上，位于颈内静脉后内侧壁、舌咽神经的后方。当迷走神经经过舌下神经管的外侧时，舌下神经从内侧加入。迷走神经在颈静脉孔下方的下神经节处膨大，长约 2.5mm。迷走神经是所有脑神经中走行最长的。迷走神经在颈静脉孔出颅，与颈内静脉伴行，走行在颈动脉鞘内。在颈部，迷走神经发出咽神经支和喉上神经。咽神经支供应除茎突咽肌之外的咽部肌肉的运动纤维。咽神经支损伤引起悬雍垂偏向对侧。喉上神经分为内支和外支。喉上神经内支与喉上动脉一起穿经甲状舌骨膜进入喉，分为许多小支，分布于声门裂以上的喉黏膜、会厌和舌根等处；外支支配环甲肌运动，负责声带收紧。舌咽神经、副神经和舌下神经短暂穿过动脉鞘的上部，然后离开动脉鞘。颈袢也位于颈动脉鞘前部。

（3）副神经：副神经的脑神经根与脊神经根大部分情况下一起进入迷走通道，但两者之间有时也会被硬膜间隔分开。脑神经根起自疑核，经颈静脉孔出颅，加入迷走神经，支配咽喉肌；脊神经根起自脊髓的副神经脊髓核，由脊神经前后根之间出脊髓，在椎管内上行，经枕骨大孔入颅腔，与脑神经根汇合后一起出颅腔，出颅腔后又与脑神经根分开，行向外下，支配胸锁乳突肌和斜方肌。在颈静脉孔的硬膜入口处，副神经通常无法与迷走神经区分开。副神经通常与迷走神经进入同一个硬膜间隙，并在迷走神经上神经节水平与迷走神经黏合在一起，但在出颈静脉孔后离开迷走神经，在颈内动脉与颈内静脉之间斜向外侧下降，然后向后跨过颈内静脉的外侧面到达支配的肌肉，约 30% 的副神经沿颈内静脉的内侧面而非外侧面下降。

（4）舌下神经：不经过颈静脉孔，但它在颅骨的下方加入离开颈静脉孔的神经，与它们一起伴行于颈动脉鞘内。舌下神经经舌下神经管的外下部出颅，接近迷走神经，在颈内动脉与颈内静脉之间下降至寰椎横突水平，在此急转向前，沿颈内动脉的外侧面行至舌，仅留下颈袢与大的血管继续下降。

（5）咽升动脉：是颈外动脉后组分支的第一个分支，通常供应颈静脉孔周围硬膜的最主要血液供应。它或起自颈动脉分叉处，或起自颈外动脉或颈内动脉的最下部，少数情况下也可起自枕动脉的起始部。它在颈内动脉和颈外动脉之间上升，发出许多分支至邻近的肌肉、神经和淋巴结。它的脑膜支穿经破裂孔，分布于颅中窝的硬膜；穿经颈静脉孔或舌下神经管，供应颅后窝周围的硬膜。咽升动脉还发出鼓室下动脉，与舌咽神经的鼓室支一起穿经鼓室小管进入鼓室。

三、茎突后间隙肿瘤

（一）神经鞘膜肿瘤

神经鞘膜肿瘤是咽旁茎突后间隙最常见的肿瘤，可来自后组脑神经和颈交感神经，以迷走神经最多见，其次为交感神经，舌咽神经和副神经偶尔也会发生神经鞘膜肿瘤，舌下神经为运动神经，发生神经鞘膜瘤较少见。因为后组脑神经在颈动脉鞘内走行相近，所以有时判断肿瘤来自哪一神经很困难。多数后组脑神经源性肿瘤将颈内动脉向前内推移。交感神经位于颈动脉内侧，故交感神经肿瘤将颈内动静脉一起推向外侧移位。

神经鞘膜肿瘤有神经鞘瘤和神经纤维瘤两类。两者临床表现和组织形态有一定差别，可通过 CT 和 MRI 仔细鉴别。

（1）神经鞘瘤：好发于 20 ～ 60 岁男性患者，除了来源于第 Ⅸ ～ Ⅻ 对脑神经，颈动脉间隙神经鞘瘤还可来源于交感神经丛。颈动脉间隙神经鞘瘤通常沿受累神经长轴走行，呈梭形或卵圆形，单发多见，部分合并囊性、非强化区，颈内动脉通常受压向前或外侧移位。

（2）神经纤维瘤：20 ～ 30 岁青年患者多见，10% 神经纤维瘤发生于神经纤维瘤病，根据形态分为弥漫型、丛状、局灶型，纵向及梭形生长，MRI 检查特征性表现为靶征或鱼眼征，是指病灶中心的 T_2WI 低信号。

（二）副神经节瘤

副神经节瘤来源于由神经嵴外胚层发育而成的副神经节细胞，是一类神经内分泌肿瘤，亦是颈动脉鞘内的常见肿瘤，发病率仅次于神经鞘膜瘤。MRI 典型表现为胡椒盐征，肿瘤内有流空血管影，增强检查和血管造影显示瘤体有丰富的血供。副神经节瘤主要包括颈动脉体瘤、颈静脉球瘤及迷走神经球瘤等。颈动脉体瘤发生于颈动脉分叉处，造成颈内外动脉分离；迷走神经球瘤可发生在沿迷走神经走行的颈部任何部位，形成颈内动静脉前移分离；颈静脉球瘤向咽旁间隙侵犯者颈内静脉常受累，伴颅底骨质破坏。

（1）颈动脉体瘤：约占颈部副节瘤的 60%，45 ～ 60 岁多见，无明显性别差异。多位于颈总动脉分叉处内侧，通常生长缓慢和无痛，由于病灶靠近第 Ⅹ ～ Ⅻ 对脑神经，因此患者可以出现吞咽困难、声音嘶哑等。

（2）颈静脉球瘤：可发生于颈静脉球表面的舌咽神经鼓室支或迷走神经耳支，50 ～ 60 岁男性多见，临床症状多为耳鸣、听力损失或眩晕，以及其他与颈静脉孔内的脑神经有关的症状。

（3）迷走神经球瘤：约占颈部副神经节瘤的 2.5%，40 ～ 60 岁女性稍多见，最常发生于迷走神经节（约平 C_1）。临床表现为下颌角后方无症状肿块，后期可能出现迷走神经功能障碍如吞咽困难、声带麻痹等症状。迷走神经位于颈动脉间隙的后侧，因此，迷走神经球瘤向前推挤颈内或颈外动脉。

（三）脑膜瘤

脑膜瘤是中枢神经系统最常见的脑外颅内肿瘤，大多数脑膜瘤发生在颅内。颈静脉孔区的脑膜瘤可向下延伸至颈动脉间隙。大多数脑膜瘤 CT 表现为等或高密度，20% 钙化，邻近骨质表现为反应性骨质增生。在 MRI 上，脑膜瘤通常表现为 T_1WI 等或稍低信号，T_2WI 等或稍高信号，明显强化，可见脑膜尾征。

（四）转移性淋巴结

鳞癌淋巴结转移最常见，约占 90%，如鼻咽癌、舌癌、喉癌等，其他恶性肿瘤包括甲状腺癌、乳腺癌、黑色素瘤，甚至肺癌也能转移到颈部淋巴结。在 CT 和 MRI 上，鳞癌和甲状腺癌淋巴结转移容易囊变，实性部分明显强化。

（五）咽后淋巴结

咽后淋巴结实际上不属于咽旁间隙肿瘤范畴，而是位于咽后间隙。但由于咽后淋巴结解剖位置深，周围毗邻颈内动脉、颈内静脉、迷走神经等重要而复杂的血管神经结构，故在此提及。颊咽筋膜与翼状筋膜之间为咽后间隙；翼状筋膜与椎前筋膜之间为危险间隙。咽后淋巴结位于咽后间隙，收集鼻、鼻窦、鼻咽部等处的淋巴，鼻咽癌时先转移至此。

（六）其他

位于茎突后间隙的颈内动脉还可发生颈动脉夹层、假性动脉瘤等血管性疾病。此外，头颈部多种恶性肿瘤，如鼻咽癌、口咽癌等，也容易侵犯茎突后间隙。

四、解剖要点（图 7-2-1 ～ 图 7-2-8 ）

图中脑神经缩写：Ⅰ：嗅神经；Ⅱ：视神经；Ⅲ：动眼神经；Ⅳ：滑车神经；Ⅴ：三叉神经；Ⅴ1：眼神经；Ⅴ2：上颌神经；Ⅴ3：下颌神经；Ⅵ：展神经；Ⅶ：面神经；Ⅷ：前庭蜗神经；Ⅸ：舌咽神经；Ⅹ：迷走神经；Ⅺ：副神经；Ⅻ：舌下神经。

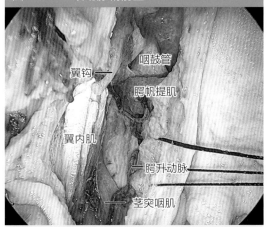

图 7-2-1 颈动脉鞘前壁

翼钩
咽鼓管
腭帆提肌
翼内肌
腭升动脉
茎突咽肌

最新的理论认为，颈动脉鞘的前壁由张肌血管茎突筋膜、茎突咽筋膜、颊咽筋膜、头长肌前筋膜构成

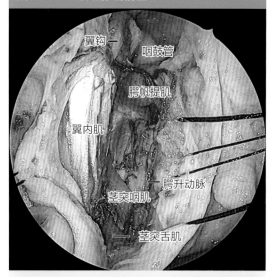

图 7-2-2 颈动脉鞘前壁

翼钩
咽鼓管
腭帆提肌
翼内肌
腭升动脉
茎突咽肌
茎突舌肌

在解剖和手术中，想要分层显示颈动脉前壁的各层筋膜并不容易

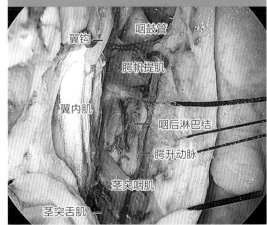

图 7-2-3 咽后淋巴结

翼钩
咽鼓管
腭帆提肌
翼内肌
咽后淋巴结
腭升动脉
茎突咽肌
茎突舌肌

咽后淋巴结位于咽后间隙。颊咽筋膜与翼状筋膜之间为咽后间隙；翼状筋膜与椎前筋膜之间为危险间隙

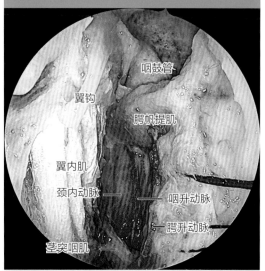

图 7-2-4 颈内动脉

翼钩
咽鼓管
腭帆提肌
翼内肌
颈内动脉
咽升动脉
腭升动脉
茎突咽肌

去除颈内动脉鞘前壁后，可显露颈内动脉

图 7-2-5　颈内动脉外口的定位

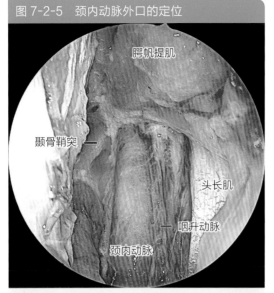

动脉管外口的前方为腭帆提肌附着处，外侧方为颞骨鞘突

图 7-2-6　咽旁段颈内动脉的定位

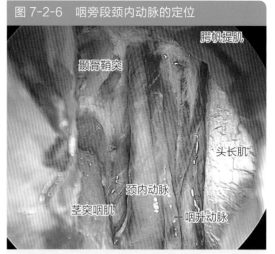

咽旁段颈内动脉前方被茎突咽肌和茎突咽筋膜覆盖，内侧毗邻咽升动脉和头长肌外侧缘

图 7-2-7　舌咽神经（Ⅸ）

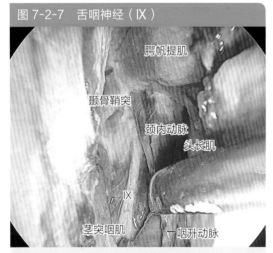

舌咽神经出颈静脉孔后，在颈内动静脉之间下降，绕颈内动脉向前，至茎突咽肌的后缘，分为两终支，即舌支和咽支。此外还发出肌支、鼓室神经、岩浅小神经、窦神经和扁桃体支

图 7-2-8　后组脑神经

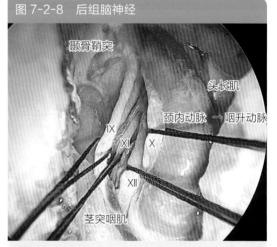

后组脑神经包括舌咽神经（Ⅸ）、迷走神经（Ⅹ）、副神经（Ⅺ）、舌下神经（Ⅻ）。受损时，可能出现吞咽困难、饮水呛咳、声音嘶哑、咽部感觉及咽反射消失或减退、软腭的麻痹、胸锁乳突肌或斜方肌的无力

第三节　岩斜区、颈静脉孔区

一、概述

岩斜区是以颞骨岩部后表面与枕骨斜坡连接处的岩斜裂为中心的解剖区域，自岩尖延伸至颈静脉孔。颈静脉孔由颞骨和枕骨围成，是重要的颅后窝骨性通道。岩斜区和颈静脉孔区相互毗邻，位置深在。经口入路，经咽旁间隙自下而上至翼突后方，显露岩斜区、颈静脉孔区。该入路无骨质阻挡，显露岩斜区、颈静脉孔区视野好，显露充分。

二、岩斜区、颈静脉孔区相关解剖

岩斜区以岩斜裂为中心，自岩尖延伸至颈静脉孔。岩斜下静脉于岩斜裂的颅外面走行，其头端与破裂孔周围的静脉丛相沟通，尾端与岩部静脉汇合处相沟通。岩下窦于岩斜裂的颅内面走行，几乎与岩斜下静脉平行，其头端与海绵窦相沟通，尾端与颈静脉球相沟通。在岩下窦汇入颈静脉球之前，岩下窦的尾端与髁前静脉、岩斜下静脉和髁外侧静脉汇合，称为岩部静脉汇合。

颈静脉孔是重要的颅后窝骨性通道。穿过颈静脉孔的结构包括乙状窦和颈静脉球，岩下窦，咽升动脉和枕动脉的脑膜支，舌咽神经、迷走神经和副神经及其神经节，舌咽神经的鼓室支、迷走神经的耳支和耳蜗导水管。颈静脉孔分三部分：两个静脉部和一个神经部。静脉部包括一个较大的后外侧静脉通道：乙状部，接受来自乙状窦的静脉回流；一个较小的前内侧静脉通道：岩部，接受来自岩下窦的静脉回流。岩部形成特征性的静脉汇合，接受来自舌下神经管、岩斜裂的静脉属支和椎静脉丛。岩斜区和颈静脉孔区是两个在解剖上联系紧密的结构。

三、岩斜区、颈静脉孔区肿瘤

（一）鼻咽癌

鼻咽癌是发生于鼻咽黏膜上皮细胞的鳞状细胞癌，多发生于鼻咽顶壁及侧壁，尤其是咽隐窝。鼻咽癌顺咽隐窝可侵犯咽旁间隙、岩斜区和颈静脉孔区。

（二）脑膜瘤

脑膜瘤可起源于岩斜区，是岩斜区常见病变。它向上可侵犯岩骨尖、小脑幕、Meckel 腔、鞍旁和海绵窦；向下侵犯内听道和颈静脉孔；向内侧达脑干和椎基底动脉。当肿瘤很大时，可包绕同侧第Ⅲ～Ⅺ对脑神经。

（三）脊索瘤

脊索瘤起源于胚胎残留的脊索组织，以颅底蝶枕部斜坡和骶尾部为最多见。典型的斜坡脊索瘤的特点为居中线区的肿块，内见部分钙化，破坏斜坡骨质，并可见软组织肿块突入蝶窦或鼻咽。当肿瘤增大时，可侵犯岩斜区和颈静脉孔区。

（四）软骨肉瘤

软骨肉瘤发生部位不一，常与颅缝相关。在岩斜区，其通常发生于岩枕缝。大部分颅面部的软骨肉瘤是低级别的，其罕见、生长缓慢、局部侵犯。

（五）腺样囊性癌

腺样囊性癌是一种恶性肿瘤，发生在外分泌腺。所有的外分泌腺均可发生腺样囊性癌，如唾腺、泪腺、巴氏腺、乳腺等；腺样囊性癌好发于腭部小唾液腺，其次为腮腺、颌下腺和舌下腺。腺样囊性癌具有嗜神经特性，临床上生长速度虽然较缓慢，但其沿神经浸润侵蚀力极强，神经症状出现较早。

（六）其他

此外，垂体瘤、淋巴瘤和其他转移瘤也可侵犯岩斜区和颈静脉孔区。

四、解剖要点（图 7-3-1～图 7-3-23）

图中脑神经缩写：Ⅰ：嗅神经；Ⅱ：视神经；Ⅲ：动眼神经；Ⅳ：滑车神经；Ⅴ：三叉神经；Ⅴ1：眼神经；Ⅴ2：上颌神经；Ⅴ3：下颌神经；Ⅵ：展神经；Ⅶ：面神经；Ⅷ：前庭蜗神经；Ⅸ：舌咽神经；Ⅹ：迷走神经；Ⅺ：副神经；Ⅻ：舌下神经。

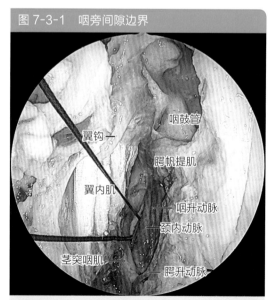

图 7-3-1　咽旁间隙边界

翼钩
咽鼓管
腭帆提肌
翼内肌
咽升动脉
颈内动脉
茎突咽肌
腭升动脉

经口内镜下，咽旁间隙外侧界为翼内肌，内侧界为咽上缩肌，上方为腭帆张肌、腭帆提肌，下方为茎突咽肌、茎突舌肌

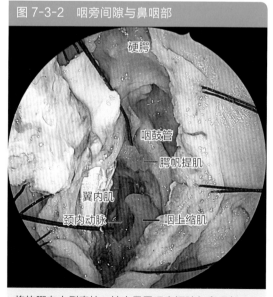

图 7-3-2　咽旁间隙与鼻咽部

硬腭
咽鼓管
腭帆提肌
翼内肌
颈内动脉
咽上缩肌

将软腭向内侧牵拉，扩大显露咽旁间隙与鼻咽部

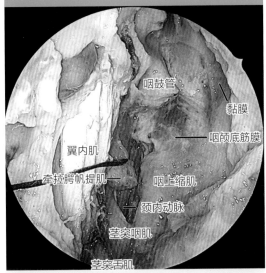

图 7-3-3　咽颅底筋膜

咽鼓管

黏膜

咽颅底筋膜

翼内肌

牵拉腭帆提肌

咽上缩肌

颈内动脉

茎突咽肌

茎突舌肌

咽颅底筋膜附着于翼突钩、翼内板后缘、咽鼓管软骨部，于颈动脉管外口的前方附着于岩骨的下表面，向内于头长肌前方附着于枕骨的咽结节。咽上缩肌构成咽颅底筋膜的下界。咽颅底筋膜两侧存在缺口，咽鼓管软骨部和腭帆提肌借此穿行入咽

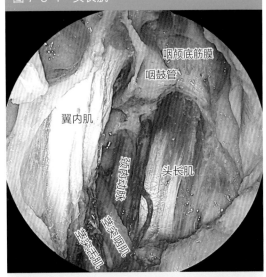

图 7-3-4　头长肌

咽颅底筋膜

咽鼓管

翼内肌

颈内动脉

头长肌

茎突咽肌

茎突舌肌

头长肌为一条狭长的肌肉，起自 $C_3 \sim C_6$ 颈椎横突的前结节，向上和向内侧延伸，附着于枕骨的基底前方

图 7-3-5　咽鼓管

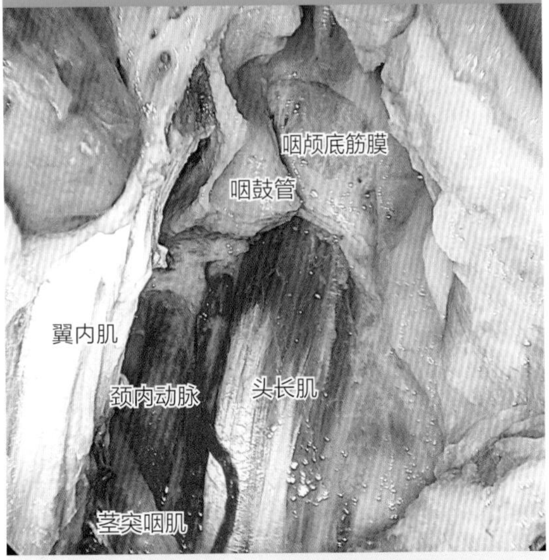

咽颅底筋膜

咽鼓管

翼内肌

颈内动脉

头长肌

茎突咽肌

咽鼓管外 1/3 为骨部，内侧有颈内动脉，在鼓室前壁偏上部是鼓室口；内 2/3 为软骨部，内侧端的咽口位于鼻咽部的侧壁

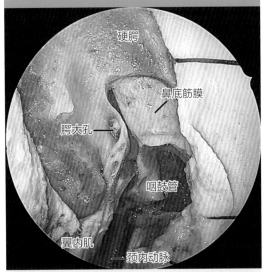

图 7-3-6　去除硬腭后缘

硬腭

鼻底筋膜

腭大孔

咽鼓管

翼内肌

颈内动脉

去除硬腭后缘，显露鼻底黏膜，拟扩大显露鼻颅底

图 7-3-7　去除鼻底黏膜

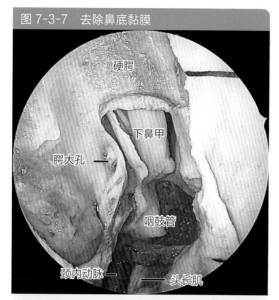

去除鼻底黏膜，显露下鼻甲后端

图 7-3-8　去除下鼻甲后端

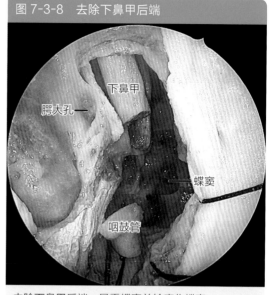

去除下鼻甲后端，显露蝶窦并轮廓化蝶窦

图 7-3-9　岩斜下静脉

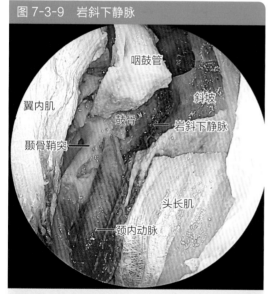

岩斜下静脉沿着岩斜裂的颅外表面走行，其头端与破裂孔周围的静脉丛相沟通，尾端与岩静脉汇合处相沟通

图 7-3-10　寰枕前膜

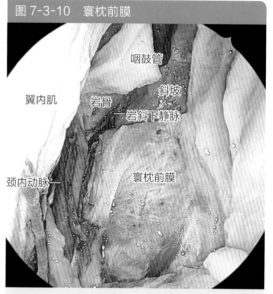

寰枕前膜连接寰椎前后弓与枕骨大孔前后缘之间的结缔组织膜。它由密集编织的纤维组成，并通过前纵韧带向上延伸的纤维在其中央部分加厚。其外侧边缘与关节囊的前内侧部分融合

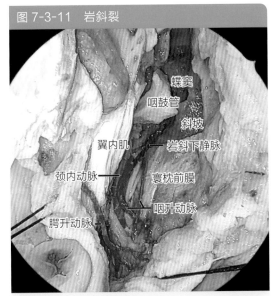

图 7-3-11　岩斜裂

蝶窦
咽鼓管
斜坡
翼内肌 —— ——岩斜下静脉
颈内动脉 ——
——寰枕前膜
——咽升动脉
腭升动脉 ——

岩骨向内侧与蝶骨体和枕骨斜坡在岩斜裂处相结合，形成颅后窝的前壁

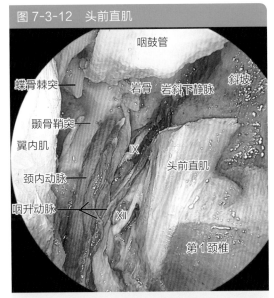

图 7-3-12　头前直肌

咽鼓管
蝶骨棘突 ——
岩骨　岩斜下静脉　斜坡
颞骨鞘突 ——
翼内肌 ——
Ⅸ
头前直肌
颈内动脉 ——
咽升动脉 —— Ⅻ
第 1 颈椎

头前直肌起于寰椎侧块的前表面和横突，止于枕骨髁上沟，收缩可屈曲头部

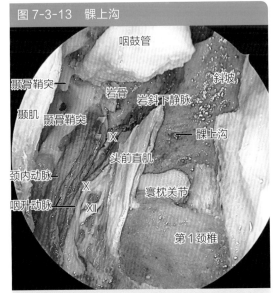

图 7-3-13　髁上沟

咽鼓管
颞骨鞘突 ——
岩骨
颞肌
颞骨鞘突　岩斜下静脉　斜坡
Ⅸ —— 髁上沟
头前直肌
颈内动脉 ——
Ⅹ
咽升动脉 —— Ⅻ　寰枕关节
第 1 颈椎

掀起头前直肌显露髁上沟头前直肌附着于紧靠枕髁上方的一个小凹陷，即髁上沟。髁上沟是辨别舌下神经管外口的解剖标志，舌下神经管位于髁上沟的深部，舌下神经管外口和颈静脉孔位于髁上沟的外侧

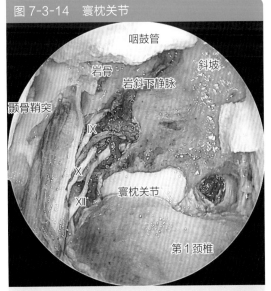

图 7-3-14　寰枕关节

咽鼓管
岩骨　岩斜下静脉　斜坡
颞骨鞘突 ——
Ⅸ
Ⅹ
Ⅻ　寰枕关节
第 1 颈椎

寰枕关节是指两侧枕髁与寰椎侧块的上关节凹构成的联合关节。关节囊和寰枕前、后膜相连接。寰枕前膜是前纵韧带的最上部分，连接枕骨大孔前缘与寰椎前弓上缘之间。寰枕后膜位于枕骨大孔后缘与寰椎后弓上缘之间

图 7-3-15　颈上交感神经节

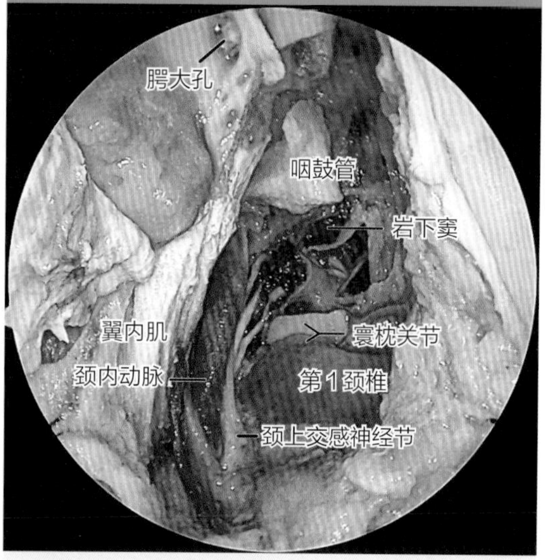

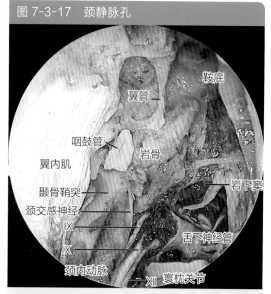

颈交感干位于颈动脉鞘后方，颈椎横突的前方。每侧有颈上、中、下交感神经节。颈上神经节呈梭形，位于 $C_1 \sim C_2$ 椎体的前外方

图 7-3-16　舌下神经管

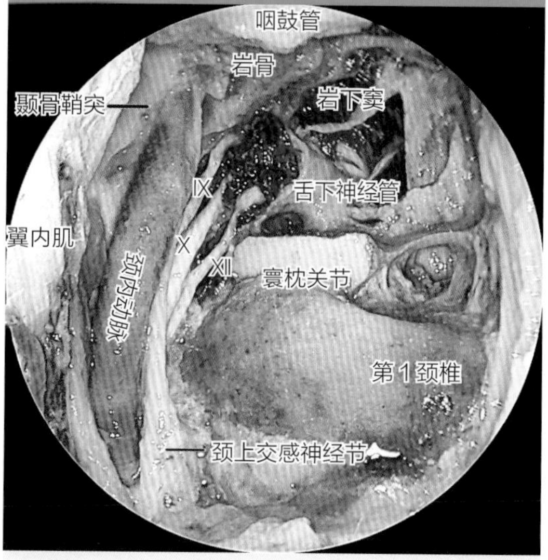

枕骨大孔的前外侧有舌下神经管，舌下神经管的两端开口，分别称舌下神经管内口和外口。舌下神经管内除包括舌下神经外，还有舌下神经静脉丛及脑膜后动脉的分支通过。舌下神经在管内只占据一小部分，大部分被舌下神经管静脉丛所占据

图 7-3-17　颈静脉孔

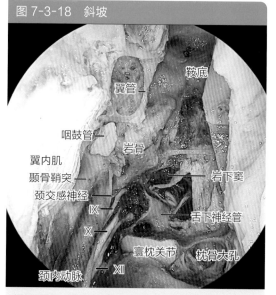

枕骨与颞骨岩部交界处有一不规则的孔，称颈静脉孔，有迷走神经（Ⅹ）、副神经（Ⅺ）、舌咽神经（Ⅸ）穿过

图 7-3-18　斜坡

根据内镜下解剖结构将上中斜坡分界定位鞍底水平，中下斜坡分界定位于蝶窦底水平

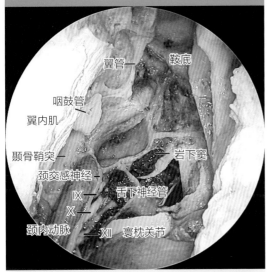

图 7-3-19　枕骨大孔

翼管　鞍底
咽鼓管
翼内肌
颞骨鞘突　岩下窦
颈交感神经
Ⅸ　舌下神经管
Ⅹ
颈内动脉　Ⅻ　寰枕关节

枕骨大孔是颅底后区正中有一孔为枕骨大孔，脊髓上端在此与延髓相连

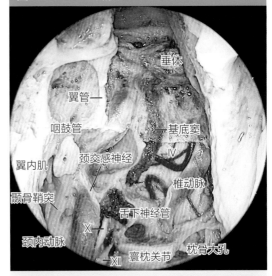

图 7-3-20　基底窦

垂体
翼管
咽鼓管　基底窦
颈交感神经　Ⅳ
翼内肌　椎动脉
颞骨鞘突　舌下神经管
Ⅹ
颈内动脉　Ⅻ　寰枕关节　枕骨大孔

基底窦位于上斜坡和鞍背背侧，是连接两侧海绵窦之间最大和最恒定的静脉，岩上窦、岩下窦通过基底窦侧方汇入海绵窦

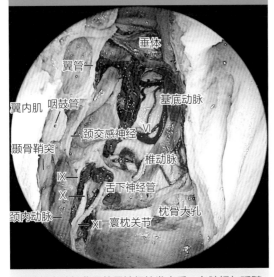

图 7-3-21　展神经（Ⅵ）

垂体
翼管
基底动脉
翼内肌　咽鼓管
颈交感神经　Ⅵ
颞骨鞘突
椎动脉
Ⅸ
Ⅹ　舌下神经管
颈内动脉　Ⅻ　寰枕关节　枕骨大孔

展神经自脑桥背面外展神经核发出后，在脑桥与延髓交界处穿出脑干，在颅后窝沿枕骨斜坡向上外方走行，穿过硬脑膜，通过颞骨岩部尖端 Dorello 管，入海绵窦，沿海绵窦外侧前行，经眶上裂入眼眶，支配眼的外直肌

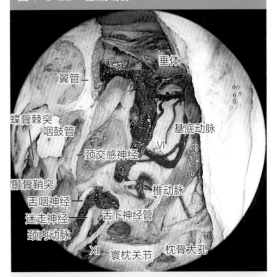

图 7-3-22　基底动脉

垂体
翼管
蝶骨棘突　基底动脉
咽鼓管
颈交感神经　Ⅵ
颞骨鞘突
椎动脉
舌咽神经　舌下神经管
迷走神经
颈内动脉
Ⅻ　寰枕关节　枕骨大孔

基底动脉是位于脑干前方的一条主要动脉，供应脑干和大脑的部分区域，是由两条椎动脉在脑桥处汇合形成的

图 7-3-23 颈动脉分段

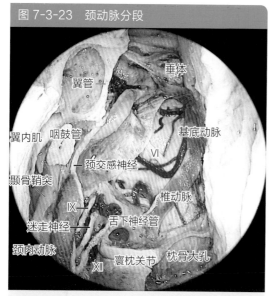

经鼻内镜下颈内动脉六分段分法：咽旁段近端为颈总动脉分叉部，远端为颈内动脉管外口。岩骨段远端为破裂孔后外侧缘。斜坡旁段远端为岩尖内侧部的上界、鞍底水平。鞍旁段远端为近环。床突旁段呈楔形，位于近环和远环之间。硬膜内段远端为颈内动脉分叉为大脑前、中动脉处

第八章

颅底重建技术

第一节 带蒂鼻中隔黏膜瓣

一、概述

随着手术设备的进步和解剖知识的拓展，内镜经鼻颅底手术适应证不断扩大，手术切除范围更加广泛。但随之而来的是如何妥善修复颅底缺损，保护裸露的颈内动脉，防止术后脑脊液漏。2006 年，来自阿根廷 Rosario 大学的 Hadad 和 Bassagasteguy 等提出了一项用于颅底重建修复的新技术，即创建一个基于鼻中隔后动脉的鼻中隔黏 - 软骨膜的带蒂血管瓣，根据他们的姓名命名为 Hadad-Bassagasteguy flap（HBF）[1]，在我国也称为带蒂鼻中隔黏膜瓣。这项技术在美国匹兹堡大学医学中心开展的鼻颅底手术中得到了广泛应用，使术后脑脊液漏的发生率从 20% 降至 5%。鼻中隔黏膜瓣由于其能够灵活旋转，血液供应丰富，可以覆盖各种颅底缺损，成为重建颅底缺损的主力。

了解带蒂鼻中隔黏膜瓣的解剖及处理细节，能够一定程度上提高颅底重建的成功率，减少颅底手术术后脑脊液鼻漏的发生，保证手术的安全性。

二、应用解剖

鼻中隔将鼻腔分为左右两个部分，而鼻中隔由骨性和软骨两部分组成。骨性部分由筛骨垂直板、犁骨和上颌骨腭突组成。鼻中隔软骨为一菲薄的四边形软骨，但边缘较厚，增加了与周边相嵌的面积；前上缘由上而下与鼻骨间缝、侧鼻软骨和鼻翼软骨相连；前下缘与鼻翼软骨内侧脚相连；后上缘较薄，嵌入筛骨垂直板；后下缘与犁骨和上颌骨鼻棘相连；其后角锐长，向后嵌入犁骨与筛骨垂直板之间，有的可达蝶骨。鼻中隔软骨是鼻整形手术中比较重要的软骨供区。一般而言，从此区可获得充足的软骨进行鼻尖、鼻背和鼻小柱的重新塑形。鼻中隔偏曲也可致鼻外形异常，常需行鼻中隔整形术以矫正。

骨性鼻中隔包括筛骨垂直板、犁骨和上颌骨腭突。筛骨垂直板参与构成骨性鼻中隔最主要的成分。犁骨参与构成骨性鼻中隔后端，同时也是后鼻孔的构造之一。上颌骨腭突位于骨性鼻中隔的下段，主要位于鼻中隔与鼻底的交界区域。骨性鼻中隔的三块骨头之间的连接不是绝对平直的，因为三块骨头的发育程度不一样，可以导致鼻中隔偏曲。

鼻腔内血液供应来源于眼动脉分支（颈内动脉来源）和上颌动脉分支（颈外动脉来源）。鼻中隔前上部和鼻腔外侧壁由筛动脉供应，而后下部分由蝶腭动脉和腭降动脉供应。腭大动脉供应鼻前下部分，与蝶腭动脉相通。筛前、筛后动脉的鼻中隔支和蝶腭动脉的鼻腭动脉，在鼻中隔的前下部与上唇动脉及腭大动脉吻合而成 Little 动脉丛。此处为鼻出血的好发部位。

鼻中隔黏膜瓣是带血管蒂的黏膜瓣，由鼻后中隔动脉（上颌动脉 - 蝶腭动脉的末端分支）供应。鼻后中隔动脉从蝶腭孔发出后，穿过蝶窦口与后鼻孔之间的蝶窦前壁到达鼻中隔。匹兹堡鼻颅底团队将鼻后中隔动脉分为三段：翼腭段、蝶段和中隔段[2]。翼腭段位于翼腭窝的脂肪组织中；蝶段位于蝶腭孔和鼻中隔后缘之间，即位于蝶窦前壁，鼻后中隔动脉在此段多分为上下两支；鼻中隔段位于鼻中隔表面，形成动脉血管网，供应鼻中隔下 2/3 及鼻底的黏膜。

三、解剖要点（图 8-1-1 ～ 图 8-1-21）

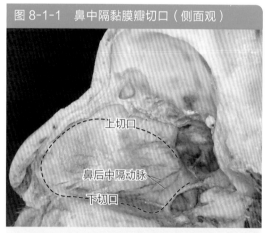

图 8-1-1　鼻中隔黏膜瓣切口（侧面观）

①上切口：始于蝶窦口内侧并平行于前颅底，距嗅裂下方约 1cm 处。②下切口：始于后鼻孔的上缘，沿犁骨后缘向鼻底延伸，沿鼻底向前延伸至鼻前庭。③上下切口在鼻前庭皮肤黏膜交界处做垂直切口相连

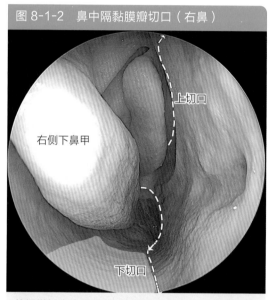

图 8-1-2　鼻中隔黏膜瓣切口（右鼻）

右侧下鼻甲

上切口

下切口

若想增加鼻中隔黏膜瓣的面积，可将切口延长至下鼻道，将下鼻道的黏膜（图中黄色区域）也纳入鼻中隔黏膜瓣中

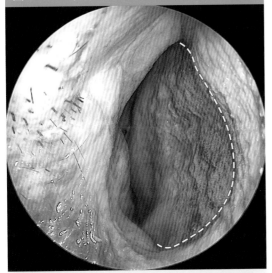

图 8-1-3　鼻中隔黏膜瓣切口（右鼻前庭）

与鼻中隔矫正类似，上下切口在鼻前庭皮肤黏膜交界处做垂直切口相连

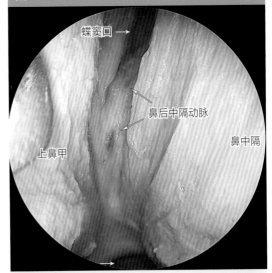

图 8-1-4　鼻后中隔动脉（右侧）

鼻后中隔动脉从蝶腭孔发出后，穿过蝶窦口与后鼻孔之间的蝶窦前壁到达鼻中隔，是鼻中隔黏膜瓣的供血动脉

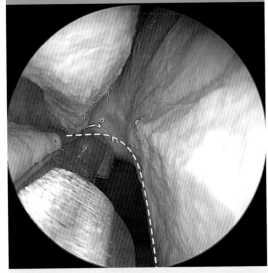

图 8-1-5　下切口 1（右侧）

下切口始于后鼻孔的上缘

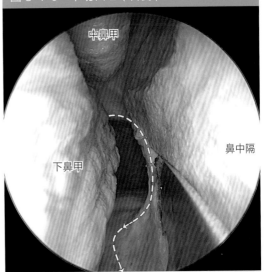

图 8-1-6　下切口 2（右侧）

下切口沿犁骨后缘向鼻底延伸

图 8-1-7　下切口 3（右侧）

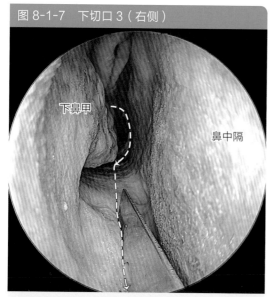

下鼻甲

鼻中隔

下切口沿鼻底向前延伸至鼻前庭

图 8-1-8　下切口 4（右侧）

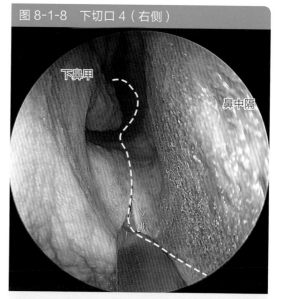

下鼻甲

鼻中隔

下切口沿鼻底向前延伸至鼻前庭。术中建议使用钨针切断黏膜和骨膜，以便于剥离

图 8-1-9　上切口 1（右侧）

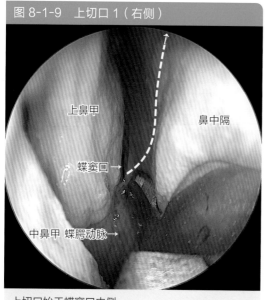

上鼻甲

鼻中隔

蝶窦口→

中鼻甲　蝶腭动脉→

上切口始于蝶窦口内侧

图 8-1-10　上切口 2（右侧）

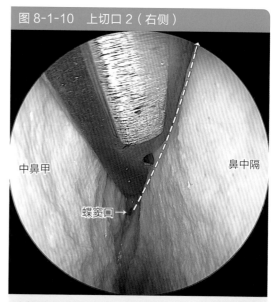

中鼻甲

鼻中隔

蝶窦口→

上切口平行于前颅底，距嗅裂下方约 1cm 处，向前至鼻前庭

图 8-1-11　上切口 3（右侧）

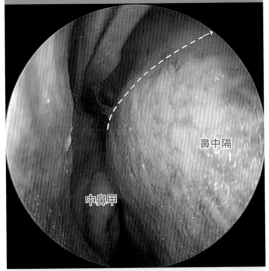

上切口平行于前颅底，距嗅裂下方约 1cm 处，向前至鼻前庭。距嗅裂下方约 1cm 处切开有利于保护嗅神经

图 8-1-12　鼻前庭切口（右侧）

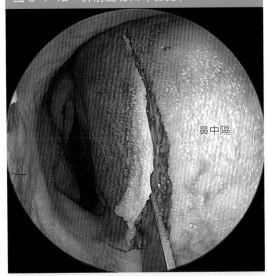

上下切口在鼻前庭皮肤黏膜交界处做垂直切口相连

图 8-1-13　分离鼻中隔黏膜瓣 1

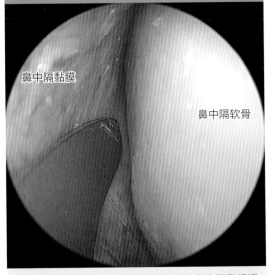

与鼻中隔矫正类似，于黏软骨膜下剥离鼻中隔黏膜瓣

图 8-1-14　分离鼻中隔黏膜瓣 2

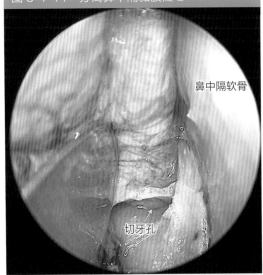

位于鼻前庭后方，在鼻中隔与鼻底交界处见切牙孔。切牙孔有鼻腭神经和血管穿过

图 8-1-15 分离鼻中隔黏膜瓣 3

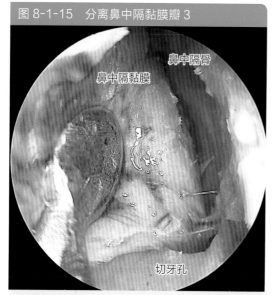

显露切牙孔后离断切牙孔血管神经束并电凝止血

图 8-1-16 分离鼻中隔黏膜瓣 4

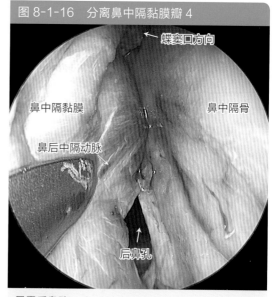

显露后鼻孔

图 8-1-17 鼻中隔黏膜瓣暂存于上颌窦

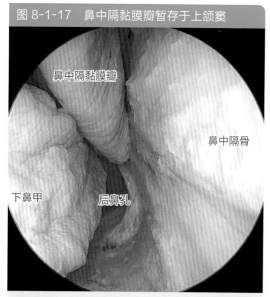

鼻中隔黏膜瓣制作好之后,可以暂存于上颌窦

图 8-1-18 鼻中隔黏膜瓣暂存于鼻顶

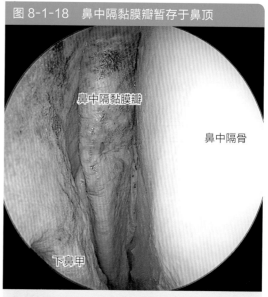

鼻中隔黏膜瓣制作好之后,也可以暂存于鼻腔顶

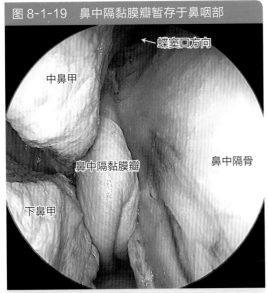

图 8-1-19　鼻中隔黏膜瓣暂存于鼻咽部

蝶窦口方向

中鼻甲

鼻中隔黏膜瓣

鼻中隔骨

下鼻甲

鼻中隔黏膜瓣制作好之后，还可以暂存于鼻咽部

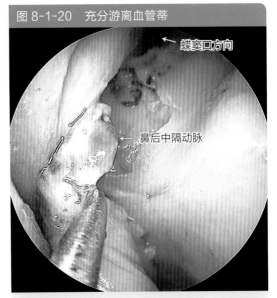

图 8-1-20　充分游离血管蒂

蝶窦口方向

鼻后中隔动脉

为了增加鼻中隔黏膜瓣的长度和活动度，可以继续沿蝶窦前壁分离，于蝶窦自然口与后鼻孔上缘之间充分游离鼻中隔黏膜瓣的血管蒂至蝶腭孔。游离黏膜瓣血管蒂时应注意保护鼻后中隔动脉

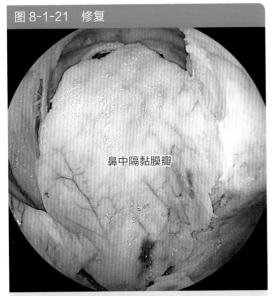

图 8-1-21　修复

鼻中隔黏膜瓣

鼻中隔黏膜瓣修复前颅底

第二节 颞 肌 瓣

一、概述

需要颞肌瓣重建的情况：①由于各种原因造成鼻中隔黏膜瓣无法使用。②鼻中隔黏膜瓣无法覆盖裸露的颈内动脉，无法妥善修复颅底缺损。不适合颞肌瓣重建的情况主要有颞区手术史或外伤史，如曾行颅内外血管搭桥。

二、应用解剖

颞部按层次可分为10层：皮肤层、皮下脂肪层、颞浅筋膜、颞中筋膜、颞深筋膜浅层、颞浅脂肪垫（筋膜间脂肪垫）、颞深筋膜深层、颞深脂肪垫、颞肌、骨膜。

颞肌的动脉主要有3条：颞深前动脉、颞深后动脉和颞中动脉。其中颞深前动脉、颞深后动脉由上颌动脉发出；颞中动脉为颞浅动脉分支。颞肌瓣修复鼻颅底时，需要将其向内转位，所以需要切断颞中动脉，保留颞深前动脉及颞深后动脉血供。

在颞区存在粗大的静脉网，最有代表性的知名静脉由浅入深分别有颞浅静脉、颞中静脉和颞深静脉。颞浅静脉走行于颞浅筋膜内，紧靠皮下，颞中静脉处在颞深筋膜的浅深层之间的颞浅脂肪垫内，颞深静脉位于颞深筋膜深层下方的颞深脂肪垫中。

要保证面神经颞支的完整性，注意：①耳前切口避免超过耳屏前方1cm，以防止损伤面神经颞支。②耳前切口避免超过耳屏下方。③在颞深筋膜浅层或颞深筋膜深层的深面将颞肌瓣与颧弓分离。

三、解剖要点（图 8-2-1 ～ 图 8-2-12）

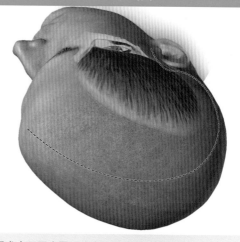

图 8-2-1 颞肌瓣体位模式图	图 8-2-2 颞肌瓣切口模式图
偏头，手术部位朝上	手术中可用小圆刀或电刀完成切口的制作

图 8-2-3 颞肌瓣切口

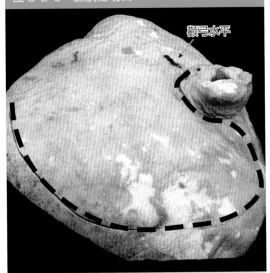

由发际线前额正中，弧形向后外侧到颞顶部，再弧形向前下，耳屏前 1cm 内切开皮肤及皮下组织、帽状腱膜，达疏松结缔组织层

图 8-2-4 掀起头皮

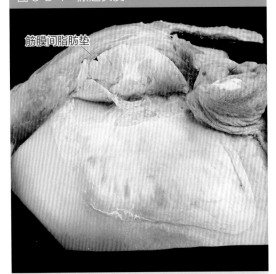

于疏松结缔组织层从额部往颞部掀起头皮，靠近颧弓时，可见筋膜间脂肪垫（位于颞深筋膜浅层和深层之间，也称颞浅脂肪垫）

图 8-2-5 去除筋膜间脂肪垫

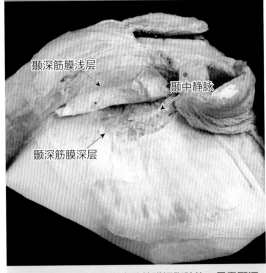

为显露解剖结构，予以去除筋膜间脂肪垫，显露颞深筋膜浅层、颞深筋膜深层和颞中静脉。实际手术中可保留筋膜间脂肪垫

图 8-2-6 显露颧弓后根

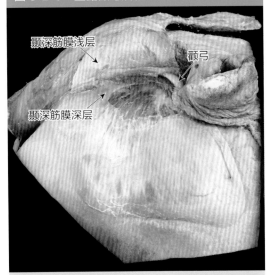

颧弓的后根形成外耳道的顶，故外耳道向前正对颧弓，因此借助外耳道的定位很容易找到颧弓

图 8-2-7　筋膜间 - 骨膜下组织瓣

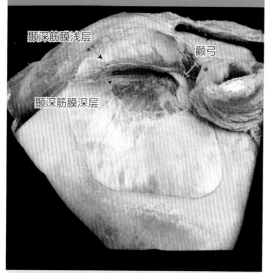

颞深筋膜浅层
颧弓
颞深筋膜深层

颞肌瓣可细分为筋膜间 - 骨膜下组织瓣和筋膜下 - 骨膜下组织瓣
沿颞深筋膜浅层和颞深筋膜深层之间分离，使颞深筋膜深层附着在颞肌表面，制作筋膜间 - 骨膜下组织瓣

图 8-2-8　筋膜下 - 骨膜下组织瓣

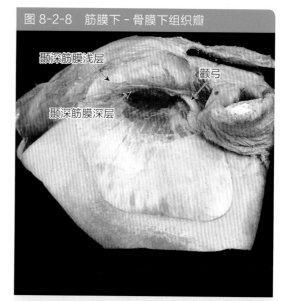

颞深筋膜浅层
颧弓
颞深筋膜深层

沿颞深筋膜深层和颞肌之间分离，颞深筋膜深层不附着在颞肌表面，制作筋膜下 - 骨膜下组织瓣
无论哪种组织瓣，都适用于鼻颅底的修复

图 8-2-9　掀起颞肌瓣

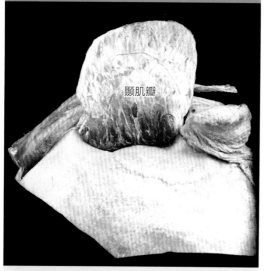

颞肌瓣

充分游离后，使颞肌瓣蒂部附着于下颌骨的冠突和下颌骨升支的前缘，以便于经颧弓送入颞下窝

图 8-2-10　颞肌瓣转位至颞下窝

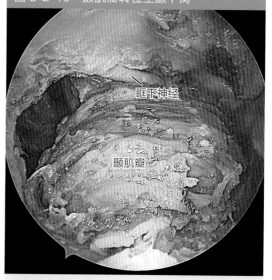

眶下神经
颞肌瓣

颞肌瓣经颧弓深面、蝶骨大翼底面送入颞下窝

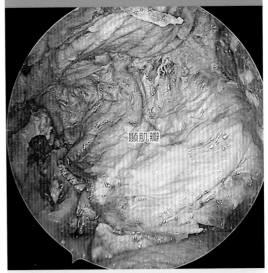

图 8-2-11 颞肌瓣至鼻咽部

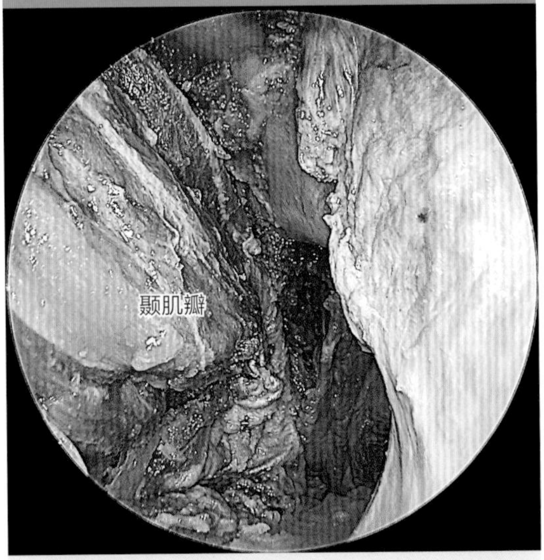

将颞肌瓣覆盖鼻咽颅底

图 8-2-12 颞肌瓣覆盖鼻颅底

颞肌瓣覆盖鼻颅底，保护颈内动脉

第三节 颏 下 瓣

一、概述

颏下瓣重建的最佳适应证为鼻颅底肿瘤主体位于硬腭水平以下，采用经口内镜手术切除肿瘤组织后造成颈内动脉裸露，需要组织瓣保护颈内动脉。不适合颏下瓣重建的情况：①颈淋巴结清扫术后导致颏下静脉的属支受损。②颏下区曾受外伤或曾做过手术。③颏下区淋巴结转移。

二、应用解剖

颏下瓣的动脉：颏下瓣的血供来自于面动脉分支颏下动脉。面动脉起源于颈外动脉，先在颈部向前走行，在下颌角附近，咬肌前缘翻转向上，发出分支到达面部。颏下动脉是面动脉的恒定分支，走行于下颌下腺与下颌骨下缘之间，终止于二腹肌前腹。

颏下瓣的静脉回流有 3 种情况：颈内静脉（47%），颈外静脉（37%）和颈前静脉（16%）。制备颏下瓣时建议保留颈外静脉和颈前静脉。

其他注意事项：建议将二腹肌前腹保留在颏下瓣上，因为颏下动脉主干多数位于二腹肌前腹的深面，将二腹肌前腹包含在皮瓣中，才能更好地保护颏下动脉。手术中紧贴下颌舌骨肌表面向血管蒂方向分离，连带下颌下腺一同切下保留在血管蒂中，可以起到保护血管蒂的作用。

三、解剖要点（图 8-3-1 ～ 图 8-3-9）

图 8-3-1 颏下瓣相关解剖

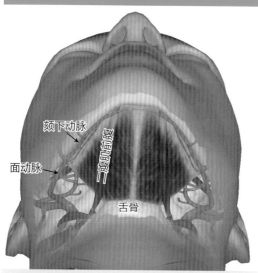

制备右侧颏下瓣，应将右侧二腹肌前腹包含在颏下瓣中

图 8-3-2 颏下瓣切口设计

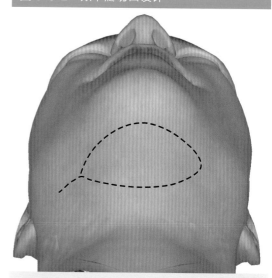

以血管蒂位于右侧的颏下瓣为例，于颏下区切取椭圆形皮瓣

图 8-3-3 颏下瓣切口

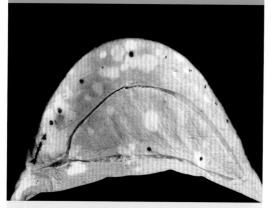

颏下瓣切口根据缺损大小而定。上缘位于下颌骨下缘下方至少半横指，皮瓣的下缘约平舌骨水平。皮瓣可越过中线并向左侧延伸，但不应超过左侧胸锁乳突肌前缘

图 8-3-4 掀起皮瓣

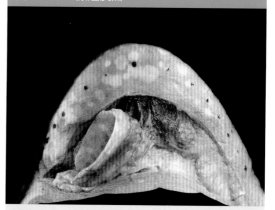

切开皮肤、皮下组织至颈阔肌深面，在左侧颈阔肌深面分离

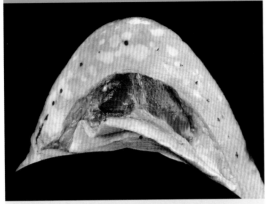

图 8-3-5 处理二腹肌前腹

分离至中线时，将右侧二腹肌前腹包含在皮瓣内

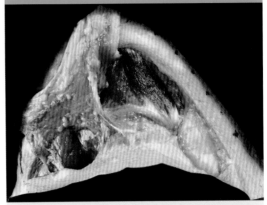

图 8-3-6 保护血供分离瓣蒂

切断二腹肌中间腱，充分游离血管蒂，注意保护颏下动脉和颏下静脉

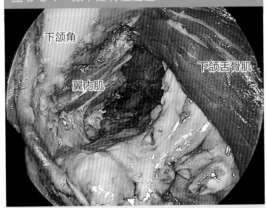

图 8-3-7 颏下瓣转位通道

下颌角
翼内肌
下颌舌骨肌

将颏下瓣经下颌下间隙-咽旁间隙送至鼻咽颅底，注意避免过度牵拉血管蒂

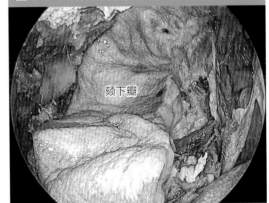

图 8-3-8 颏下瓣修复颅底

颏下瓣

颏下瓣覆盖颈内动脉及颅底骨质缺损处

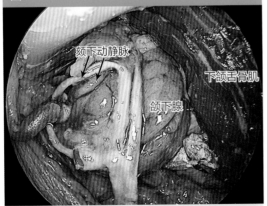

图 8-3-9 血管蒂保护

颏下动静脉
下颌舌骨肌
颌下腺

颌下腺保留在血管蒂中，可以起到保护血管蒂的作用

参考文献

[1] Hadad G, Bassagasteguy L, Carrau R L, et al. A novel reconstructive technique after endoscopic expanded endonasal approaches: vascular pedicle nasoseptal flap[J]. Laryngoscope, 2006, 116(10): 1882-1886.

[2] Zhang X, Wang E W, Wei H Q, et al. Anatomy of the posterior septal artery with surgical implications on the vascularized pedicled nasoseptal flap[J]. Head Neck, 2015, 37(10): 1470-1476.